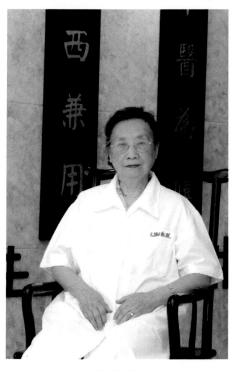

朱南孙

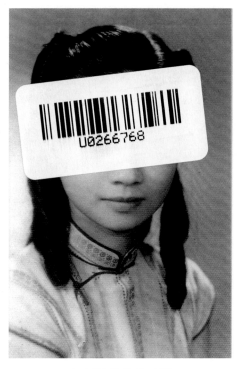

少女时代的朱南孙

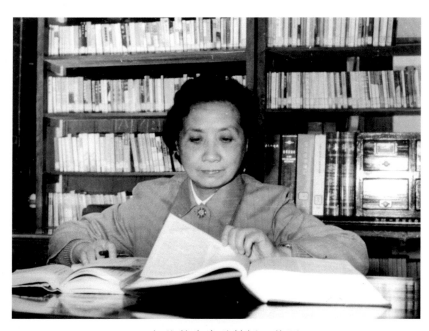

70 年代的朱南孙教授工作照

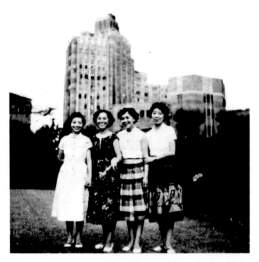

70 年前的朱氏四姐妹合影（图中左一为朱南孙教授）

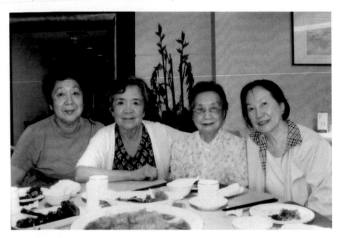

时隔 70 余年的朱氏四姐妹合影（图中右二为朱南孙教授）

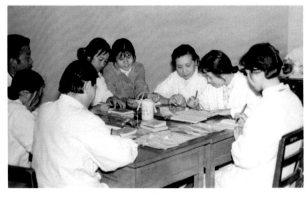

朱南孙教授带教学生时照片

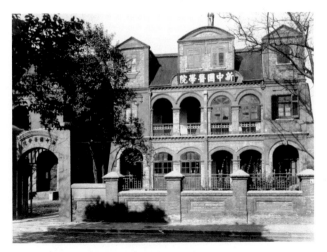

新中国医学院

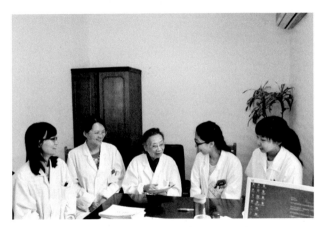

朱南孙教授带教研究生时照片

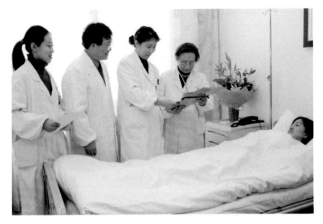

朱南孙教授教学查房时照片

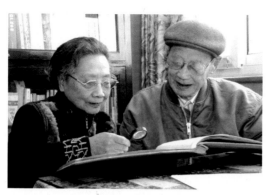

朱南孙教授与其丈夫许克宏先生合影

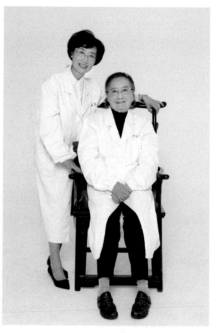

朱南孙教授与其女许传荃女士合影

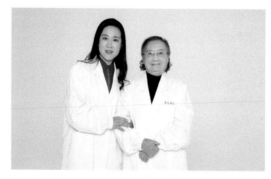

朱南孙教授与学生董莉教授合影

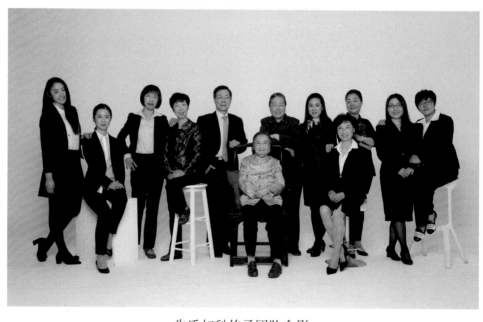

朱氏妇科传承团队合影

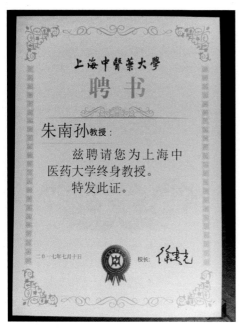

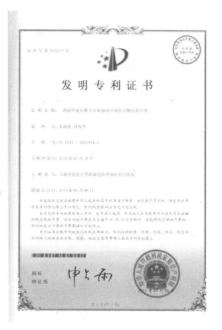

终身教授聘书

朱氏紫蛇消瘤断经汤专利

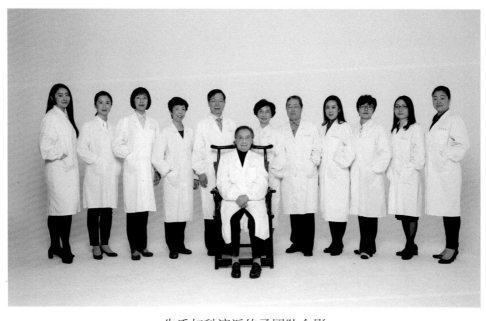

朱氏妇科流派传承团队合影

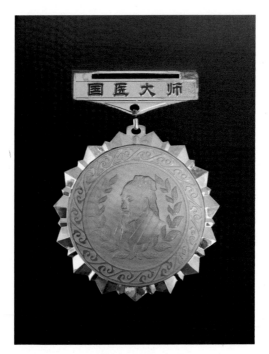

国医大师徽章

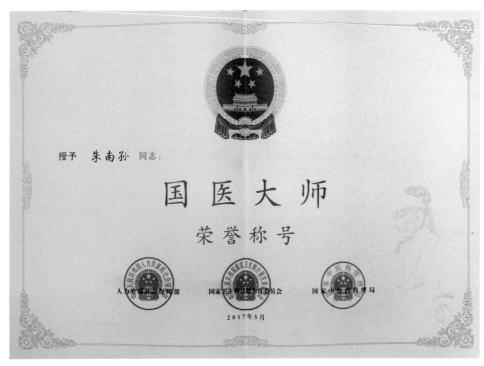

国医大师证书

　　本书出版由朱南孙国医大师传承工作室项目（DSGZS－2017001）、上海市进一步加快中医药事业发展三年行动计划"朱氏妇科流派传承研究基地"建设项目（ZY3－CCCX－1－1013）、上海市市级非物质文化遗产保护专项资金资助。

海派中医学术流派系列图书

朱氏妇科

朱南孙临证经验集

董　莉　许传荃　主编

科学出版社
北京

内 容 简 介

　　本书是一部全面介绍国医大师朱南孙教授临证经验的专著。全书共分为医家漫谈、医案撷英、膏方荟萃三大部分，为读者详尽地介绍了朱南孙教授学术思想、临证经验等内容。书中列举了大量病案，并总结了朱南孙教授七十余年来常用药对，以冀为临床工作者提供帮助。希望读者在阅读过程中能够举一反三，从而获得更多裨益。本书可供妇科临床医生及相关从业人员参考使用。

图书在版编目(CIP)数据

　　朱氏妇科朱南孙临证经验集/董莉，许传荃主编. —北京：科学出版社，2018.1
　　（海派中医学术流派系列图书）
　　ISBN 978-7-03-055094-1

　　Ⅰ. ①朱⋯　Ⅱ. ①董⋯②许⋯　Ⅲ. ①中医妇科学－中医临床－经验－中国－现代　Ⅳ. ①R271.1

　　中国版本图书馆 CIP 数据核字(2017)第 268721 号

责任编辑：潘志坚　陆纯燕
责任印制：谭宏宇／封面设计：殷　靓

科学出版社 出版
北京东黄城根北街 16 号
邮政编码：100717
http://www.sciencep.com

上海蓝鹰印务有限公司排版
广东虎彩云印刷有限公司印刷
科学出版社出版　各地新华书店经销

*

2018 年 1 月第　一　版　开本：B5(720×1 000)
2025 年 4 月第二十八次印刷　印张：12 1/2　插页：3
字数：200 000

定价：**60.00 元**
（如有印装质量问题，我社负责调换）

朱南孙序

　　中医文化作为我国传统文化瑰宝,传承数千年,我作为一名中医,从业已有七十余载,在几十年的中医妇科临床工作中,我不断学习、总结、归纳。长期以来,我始终怀有一种强烈的责任感与使命感,那便是传承,传承我国文化瑰宝、传承流派精神,在为更好地解除广大患者的痛苦的同时也想使中医药文化能在历史长河中更加熠熠生辉提供一份力量。

　　作为朱氏妇科第三代传人,我有幸承祖父辈之学术积淀,加之多年来的临床工作经验积累,在中医妇科领域颇具心得,感谢朱氏妇科流派弟子们的努力与帮助,将学术思想、验案、优势病种汇编成册,使我多年心血得以总结付梓,唯愿能为广大杏林同道临诊提供帮助,为中医妇科传承发展添砖加瓦。成书仓促,恐有疏漏,烦请各位指正!

朱南孙

2017 年处暑,上海

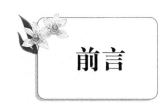

前言

朱氏妇科传承已逾百年,历来重视传承。20世纪,朱南山先生与朱小南先生在沪上设立新中国医学院,以弘扬国学为己任,挽中医人脉于狂澜,立国学砥柱于中流。及至朱南孙教授,她采取了多种培养模式,潜心教育,所悟岐黄均倾囊相授,作为国医大师、全国第一批、第二批继承名老中医药专家学术经验工作导师,国家中医药管理局优秀中医临床人才导师,上海首席名中医工作室导师等,培养了大批传承人,使他们不断成长,发挥其在中医妇科建设和发展中的作用,其中包括硕、博士生导师、全国第五批继承名老中医药专家学术经验工作导师、上海市名中医、国家级优秀中医临床人才、全国及上海市重点学科带头人、后备业务专家、国家专业委员会及地方专业委员会的主任委员、副主任委员等,传承脉络已远及美国、中国香港。

朱南孙教授身负两代名医的学术积淀,在妇科疾病诊治中自成一派风骨。近年来朱南孙教授常与门人谈及整理学术思想、验方、验案之思,盖朱南孙教授临诊七十余年,从及笄芳龄到鲐背宗师,她不忘初心、毕生奉献,始终坚持"为燃起患者希望而医"的誓言,接诊逾百万人次,每次接诊都视患者如初诊,无论贫富贵贱,一心为民。她缔造了生命的奇迹,为众多饱受妇科疾病,尤其是给不孕患者带去了希望的福音,为他们的家庭带来了欢笑。

本书总结朱南孙教授多年的临床经验,归纳朱氏妇科对不孕、闭经、痛证、更年期、子宫肌瘤等优势病种的诊疗,基于朱南孙教授多年验案来梳理朱氏调经促孕方、加味没竭汤、朱氏盆炎汤、紫蛇消瘤断经汤、将军斩关汤等验方的用药特色。

在本书付梓之际,感谢朱南孙教授、朱南孙教授之女许传荃女士对本书出版的指导及通篇审阅工作,感谢上海中医药大学附属岳阳中西医结合医院朱氏妇科流派工作室全体成员对本书的编写所付出的辛勤劳动!

编者
2017年8月

医家传略

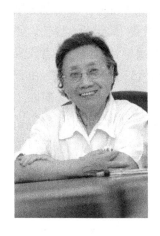

朱南孙(1921—),女,国医大师,上海市名中医,上海中医药大学终身教授,主任医师,享受国务院特殊津贴。海派朱氏妇科缘起江苏海门,发展于沪上,由祖父朱南山创立,奠基于其父朱小南先生,发展于朱南孙教授。作为朱氏妇科第三代传人,朱南孙教授自1942年毕业以来即投身杏林,迄今已七十余载,其祖父朱南山、父亲朱小南先生是中国著名的医家、医学教育家。朱南孙教授作为朱小南的长女,幼小天资聪颖,性格坚毅,秉承家学,饱览群书,博采众长,衷中参西,悬壶一甲春秋。这支杏林奇葩,如幽谷之兰,历久弥香,翘楚海内外。

一、南山木秀,杏苑芬芳

在上海市北京西路长沙路口,坐落着一幢小楼,名曰"南山小筑",其主人便是朱南孙教授的祖父朱南山——上海滩赫赫有名的"朱一贴"所设立的诊所,在当时每日诊治200～300号患者,可谓门庭若市。出生在这样的医学世家,朱南孙自小就因其天资聪颖、性格坚毅而深得祖父南山公的喜爱,取名"南孙",寄望她长大后能够秉承家学,弘扬祖业。

年轻时期的朱南孙热爱运动,读高中时常常脚蹬旱冰鞋,从"南山小筑"一路滑行去永康路上的务本女中上学。当她高中毕业后,没有辜负家人的殷切期望,毫不犹豫地考入由其祖父和父亲所一手创立的新中国医学院,选择中医作为她的终生职业。大学里,朱南孙孜孜以求,学贯中西。当时新中国医学院的教学体制可谓完备,制度严明,人才济济。朱南孙在名师指点下研习《伤寒论》《金匮要略》《脉学》《神农本草》等经典著作,以及解剖、生理、病理等医学基础知识,为日后临诊夯实基础。临床实习,朱南孙有幸跟随儿科徐小圃、内科丁仲英、妇科唐吉父等名医,侍诊左右,耳提面授,获益匪浅。同时,父亲作为朱南孙的医学启蒙老师,谆谆教诲,环境熏陶比上课更有潜移默化之效,好学的朱南孙日就月将,1942年以优异成绩大学毕业。

业精于勤,躬亲实践,方能胸有成竹,操守得心应手,朱南孙大学毕业后,此后便随父襄诊,渐渐成为父亲朱小南的得力助手。对于第一次独立应诊的经历,朱南孙至今记忆犹新:那是1942年的冬天,适逢父亲出诊,朱南孙一人留守诊所,突然门外几个壮汉抬着一位痛苦呻吟的中年妇女进来,那中年妇女蜷缩着身体,手捂下腹,见到朱南孙便拉着她的手说:"医生救救我,痛死我了。"朱南孙询问病情才知该患者一向痛经,最近两个月月经未至,导致肚子剧痛。朱南孙本想等到父亲回来之后再给予诊治,但那妇女看起来十分痛苦,于是就予以诊治。她认为"痛则不通,不通则痛",便自拟了1剂活血化瘀中药给患者服用。患者及家属感谢而归,朱南孙却心若悬石,反复思虑,疏有遗漏。第二天,患者复诊,由家属陪同前来,点名请朱南孙看,朱南孙惴惴不安,不料患者先感谢朱南孙解除了自己的病痛,诉服药后,次日流血量多,排出一成形胎儿,后出血量减少,腹痛亦除,回想前面是有孕在身,经水延迟,原本就不想再续嗣。朱小南先生马上指出女儿没有详细询问病史的错误。朱南孙在其父指点下,为其再拟祛瘀止血方,该患者痊愈。此为朱南孙首次独立急诊患者,有惊无险,父亲以此为例告诫其"人命至重,不可粗枝大叶,治病必求其本,谨慎处之"。同时鼓励女儿独立临诊,而朱南孙也时时以这次经历为戒,提醒自己人命至重,万不可粗心大意。1943年春,朱小南先生在诊所一隅为女儿单设桌案并登报启事,朱南孙正式独立坐诊,开始了漫长的行医生涯。

1952年,朱南孙随父同入上海市卫生局开办的中医门诊所(后改为上海市公费医疗第五门诊部,即今天上海中医药大学附属岳阳中西医结合医院名医特诊部的前身)工作,创建了当时上海医院中第一个独立的中医妇科。自那以后,她就在上海中医药大学附属岳阳中西医结合医院中医妇科工作至今。

1983年初春,一位妇女愁容满面地来到妇科求诊。朱南孙见她心情抑郁,深表关切。这位妇女见医生和蔼可亲,吐露了满腹心事。原来,她两年前结婚,小两口感情很好,可她一直没有怀孕。她母亲抱外孙心切,以致怀疑女婿生理有缺陷,执意要女儿提出离婚,这使她十分痛苦。于是朱南孙一面安慰她,另一面给她做输卵管造影检查,结果发现输卵管阻塞是不受孕的原因。患者看到检查结果,担心这辈子不能再生育,不由得悲伤恸哭起来。一般认为,输卵管阻塞难以治疗,可朱南孙却给予区别对待,观察这位患者在检查时情绪不稳,心理紧张,是否会影响致输卵管痉挛、不畅,出现"假性"输卵管阻塞?为了帮助这位少妇,朱南孙援手相助,在患者排卵期前,给她服用大剂量的疏肝、利气、通络药物,同时疏导少妇的母亲,缓解少妇压力,使她心情舒畅。经朱南孙精心调治,该妇人状况改善,喜结珠胎。

20世纪80年代初,有一位叫章英子的日本妇女,随华人丈夫到中国旅游,途经上海,拜访朱南孙教授。章英子56岁因子宫大出血在日本当地医院就诊,检查诊断为卵巢癌,行子宫附件全部切除。卵巢癌为恶性程度很高的肿瘤,患者五年存活率很低,虽行手术治疗,其后仍需化疗。章英子担心化疗后身体状况更差,希望利用剩下不多的时间,与家人共度,遂决定到各地旅游。其中首站是丈夫的祖国——中国。中国传统文化博大精深,中医药更是灿烂瑰宝,在中国旅途中,亲朋好友建议她利用此机会,接受中医治疗。在众人推荐下,她抱着尝试的想法敲开朱南孙教授诊室的大门。朱南孙教授耐心地接待了她,详细询问病情,对她这种潇洒乐观的生活态度赞许有加,给予鼓励宽慰并倾力施治。几经调理,患者体质明显恢复、增强,更为称奇的是她不仅度过五年危险期,之后健康地生活,七十多岁依然健在。在治疗后的十几年中与朱南孙始终保持问候联系。朱南孙教授谦和地说,是患者的生活勇气起了决定性作用;而章英子却一直认为,是朱南孙教授的治疗改善了她的生活质量,让她能继续欣赏生活。两位遥远异乡的老人,凭借中医药建立了跨国的深厚友谊。

二、潜心钻研,知常达变

朱南孙教授临诊之余,潜心钻研,博采众长,于东垣脾胃论、丹溪滋阴降火、景岳温阳益肾诸说殊有心悟,更涉猎唐荣川、王清任、陈自明、傅青主等大家学术精华,融会贯通。朱南孙教授偏爱妇科古籍《济阴纲目》,认为该书言简意赅,汇前贤之精华,纲举目张,视其为熟练掌握的临床教参。

《济阴纲目》为明末医家武之望所撰妇产科专著,《四库全书总目提要》曾有记载。清代康熙钱塘人汪淇重为笺释刊定,并以朱批形式加入大量个人笺释内容。全书30余万字,引录诸家女科论述颇为精当丰富、选方实用,是中医妇产科代表著作。汪淇评介:"惟《济阴纲目》之一书,集百家之精华,汇诸书之奥旨,真千古之秘义。"朱南孙教授潜心研读,吸百家精华,纵横贯通,深得体会。《济阴纲目》广泛流传而未能为《女科证治准绳》所掩遮,自有独异之殊。朱南孙教授言,其眉批形式亦蕴涵作者丰富经验,笔笔为临证心得之谈,使读者在理解女科证治之要旨的同时,启迪临证行医,知常达变,触类旁通,思维活络。寥寥数语,见微知著,管窥朱南孙教授读书体察深细。

读书学以致用,方游刃有余。朱南孙教授治疗血崩,遵《济阴纲目》"凉血之中,又须破瘀散结"之旨,用于治疗产后血崩获效。某患者,产后高热、血崩并见,伴口干神疲,舌红少苔,脉数,显然热邪燔于血分,血热伤络。虽然古人有训,"产后宜温""暴漏宜温宜涩",朱南孙教授认为此时万不可拘泥此说,病势危重,有性命之忧,塞流止血刻不容缓,遂投之犀角地黄汤,清热生津,凉血止血,平息血海之沸溢;佐以牡丹皮清血热又活血散瘀,使血热清而不妄行,血流畅而不留瘀。更妙的是在大量凉血止血药中,加入性甘温、化瘀止血的三七粉,是宗《济阴纲目》之法,凉血止血,毋使血行有半点凝滞,免日后瘀留为患。治法契合产后多瘀之病机,投方用药缜密,丝丝入扣,使患者迅速转危为安,化险为夷。

《傅青主女科》文字简要通俗,立法处方遵古训而不墨守成规,临证处方用药严格谨慎,奏效迅捷,为近代妇科临证指南,朱小南先生推荐欲作女科医者入门必读。朱氏后学谨遵先生教导。

朱南孙教授贴近临床,反复研读《傅青主女科》,感悟递进,心得颇丰。尽管《傅青主女科》妊娠篇仅12节,与一般妇科书比较,所论述病种少得多,但傅氏所处战乱年代,民众生活动荡不安,当时所遇产前病,虽多属孕早期疾病,然立法处方严谨。除恶阻和早期妊娠浮肿外,余9节论述胎动不安(妊娠腹痛、漏红),临证应谨慎揣摩辨析。结合20世纪中国"一对夫妻只生一个孩儿"的国情,人们对提升人口素质,愈加重视,分外关注胎儿出生后的智力、体力,孕妇求医保胎养胎的越来越多。对此曾有医家不以为然,朱南孙教授却倍加重视,她认为孕早期是胚胎成长的萌芽期,也是受孕过程中的一个薄弱环节阶段。原因就在于妇女妊娠后生理上有特殊变化,较平时容易患病,抑或素有宿疾,妊娠期加重反应,早期保胎安胎,事半功倍。

三、同仁相亲,福泽众壶

朱氏妇科源远流长,医术精湛,溯本求源,厚德载道成大业。早在1937年《新中国医学院第一届毕业生纪念刊》上,朱小南先生谈及:"医之为道,固不必泥于新旧,更不拘于中西,要惟术之精是求而已……术而求精,取彼之长,补我之短,发扬国学,光大国医,又奚不可?"

朱南孙教授秉承祖训,衷中参西,取长补短,视同仁相亲,涵养国医厚德,谦和待人。她临证时,对别处就医效果不明显、转而慕名求诊的患者,热情接待,认真诊治,从不贬低他人,反而耐心地为患者解惑开释。患者主诉,话说由来,常常以他处就诊为铺垫,说自己的病经许多医生都没看好,她看了就有效。她总是谦虚地说:"你在别处看了一段时间,其实已治好一半,接下来由我治愈,也不过一半功效。"她对学生和子女也这样教育:对待所有的人都要宽容和爱护;对待治病和一切事情都必须戒骄戒躁。朴素话语,虚怀若谷,凡是接触朱南孙教授的人，无不敬重她的为人厚道。

朱南孙教授治疗许许多多不孕症妇女，解除她们的病痛，使她们喜添娇娃麟儿。另外还有一花絮在医林盛传，那是在治疗不孕症过程中，她结识了妇产科专家、上海新华医院妇产科田老。当时田老70多岁，他在妇产科领域卓有建树，是德高望重的医学界老专家，令朱南孙教授崇敬备至。田老的儿媳结婚8年不孕，经期不准，经前半月备受痛经之苦。妇科检查显示患者子宫后穹隆左侧有黄豆大小的结节3粒。西医诊断为子宫内膜异位症、原发不孕。经治数年，凡能采用的方法屡屡使用，均无济于事，故请朱南孙教授按中医方法治疗。朱南孙教授详察病情，采用理气化瘀、健脾益气、养血调经的方法，患者服药5剂，月经按期而行，腰酸、腹痛症状消失，多年的痛苦大为缓解，这是多年从未有过的事，遂增强了治疗信心，田老也叮嘱儿媳要按时服用朱南孙教授的药。连续服药18剂后，结节消失，不久即怀孕。后来自然是田家喜得娇娃，合家感激之情不尽言表。1978年，著名妇产科专家林巧稚来上海检查工作，凑巧上海妇产科医家在南昌路上海科学会堂聚会。在如此医界"群贤毕至"的盛会上，田老将此事告诉林巧稚，也向大家报告了他家的喜讯："朱南孙医生治疗妇女痛经、不孕症有丰富经验，我今天有了一个可爱的小孙女，多亏朱医生治好我儿媳的病。"田老由衷信服中医药的博大精深，并诚心实意跟随朱南孙教授学习了好长一段时间的中医。随着岁月的流逝，朱田两家友谊日深，1986年，朱南孙教授在美国探亲时，见到田老的孙女，已长成亭亭玉立的少女，还弹得一手好钢琴。

四、梅花无语，品格自高

朱南孙教授虽出身医家名门，但也经历过生活的坎坷、苦楚、悲凉。1957年，她的丈夫被打成"右派"，行动失去自由，继而又被遣送闽北劳动改造。当时对于上有年迈多病公婆，下有5个不谙世事子女的朱南孙教授来说，其中的孤寂、无奈，可谓如影随形，无以言表。

朱南孙教授白天上班，回家一番忙碌，劳心劳力，毫无怨言，恪尽孝道和责任，直到1965年，她的丈夫才终于回到上海。但不久，随着"文革"开始，家门连连遭映，朱南孙教授一个柔弱女子承担里里外外的事务，适逢人到中年，医院门诊量极大，朱南孙教授常常工作到天黑才下班，多时一日单人看诊119人次。超负荷的多重压力没有将朱南孙教授摧垮，正如"厄运最能彰显美德"，从她身上，看到了不幸所带来的美德是坚韧，她平静地承受苦难，隐忍不屈，她对满腹委屈的女儿说，"傻孩子，这种不正常的情形不会长久的"！她坚信，国家会好起来的，家里会好起来的！这些远见卓识来源于她对生活不屈的信念。当"文革"的噩梦终于过去，朱南孙教授回首往事说："能挺过来，主要是心态比较好，无论遇到多么险恶的环境都能正确对待，自我排解，所以才得以活到今天，活得长寿。"

梅之高洁，傲雪凌霜，梅之品格，报春大地。朱氏名门家族，许多亲戚定居海外，常常邀请朱南孙教授到国外居住。朱南孙教授每次赴美探亲，因蜚声中外，上门求医者络绎不绝，包括好莱坞名导演之顽疾，经朱南孙教授的中药调理，疗效显著，她施重金挽留，期盼朱南孙教授留在美国。朱南孙教授坚持，自己的事业在中国，那儿有好多学生，众多患者等着她。然朱南孙教授淡泊名利，甘于奉献，她致力于中医教育，培养后备人才不遗余力，桃李芬芳。她系统研究整理朱氏妇科，著有《朱南孙妇科临床经验》《朱南孙医案四则》《朱小南妇科经验》《女科调经要旨》等，经验宏富，启迪后学。她为人谦和仁厚，大气博爱，1998年长江流域洪灾，她主动捐款3 000元；不久，又对希望工程捐款5 000元；2008年汶川大地震，她再施援手捐助10 000元；2016年上海中医药大学建校60周年纪念，从校报上得知此事的朱南孙教授以个人名义率先捐出了5万元。

五、为医精博，为师正范

朱南孙教授临证七十余载，以其精湛的医术和高尚的医德，享誉全国，蜚声海外。她擅长治疗崩漏、痛经、不孕、癥瘕、更年期综合征等妇科难治性疾病。她为无数饱受疾病折磨的妇女解除病痛，为无数不孕不育的家庭带来福音。她待患者如己出，和蔼可亲，善解人意，总是以患者为重，顺应患者的需求，因势利导，辨证仔细，且因人而异根据每个患者具体情况，给予耐心疏解安慰，化解患者的恐惧焦虑。妇科疾病常常涉及患者隐私，有些疾病与患者的家庭生活、个人情绪等有关，在许多人心中传统观念根深蒂固，触及个人隐私更是缄口难言。她根据妇科病的这种特殊性，注重患者的生理、病理和心理的综合治疗，在诊疗中常常以聊家常的方式，了解患者的生活起居和思想情绪，详细询问病情。对于那些有顾虑的患者，她总是与她们悄悄耳语，尤其是对外地农村来的妇女，考虑到她们来上海看病不容易，因此就看得更加认真仔细。为了照顾患者还尽可能地减少治疗费用，为了方便能更好地与各地患者交谈，她不仅学会了多种方言，还学会打几句哑语与聋哑患者沟通。由于她的治愈率较高，且对患者充满关爱之情，求诊的患者源源不断，多数患者是老患者介绍而慕名前来求医的。自然，朱南孙教授受到了广大患者的好评，在患者中有极好的口碑。有人称赞她是"送子观音"，有人夸奖她是一位德艺双馨的好医生，为此，她被授予上海市卫生系统第四届高尚医德奖。

医学不仅仅以治疗为内容，更应以关怀为己任，医生就是这样，"有时，去治愈；常常，去帮助；总是，去安慰"。朱南孙教授的行医过程，是人文关怀的生动写照，启迪后学。医生的关爱，能弥补药物的不足，调动患者的生命动力；医生的关爱，能提升患者的抵抗力，帮助患者建立信心。

朱氏妇科历来重视传承，及至朱南孙教授，她采取多种培养模式，潜心教育，所悟岐黄均倾囊相授，先后担任了全国第一批、第二批继承名老中医药专家学术经验工作导师，国家中医药管理局优秀中医临床人才导师，上海首席名中医工作室导师等；培养了大批传承人，使他们不断成长，发挥其在中医妇科建设和发展中的作用，其中包括硕、博士生导师，全国第五批继承名老中医药专家学术经验工作导师，上海市名中医，国家级优秀中医临床人才，全国及上海重点学科带头人，后备业务专家，国家专业委员会及地方专业委员会的主任委员、副主任委员、常务委员等，传承脉络已远及美国、中国香港。

行医七十余载，朱南孙教授门下高徒辈出。然而，她自己的 3 个孩子却由于历史原因，赶上上山下乡，没能继承家学，但她并不觉得遗憾，"学生和孩子都一样的，学生好的比孩子还要好呢！"

在朱南孙教授的躬亲带领下，朱氏妇科自 2001 年即成立了上海中医药大学附属岳阳中西医结合医院朱南孙名中医工作室，此后朱氏妇科以工作室为平台，以传承发展为目标，以朱南孙教授为核心，流派发展可谓日新月异。2002 年成立了上海中医药大学朱南孙名中医工作室；2004 年朱氏妇科入选上海市首席名中医工作室建设项目；2009 年工作室被评为全国首批先进工作室；2010 年朱氏妇科入选全国首批名老中医专家传承工作室建设项目；2012 年海派中医朱氏妇科流派传承研究基地入选上海市发展中医药事业三年行动计划项目；2013 年入选国家中医学术流派传承工作室；2014 年朱氏妇科流派传承研究基地入选上海市进一步发展中医药事业三年行动计划项目；2015 年入选上海市非物质文化遗产保护名录；2016 年朱南孙被评为上海市非物质文化遗产项目代表性传承人。

在朱南孙教授学术思想的引领下，上海中医药大学附属岳阳中西医结合医院妇科先后成为全国中医妇科医疗协作中心，国家中医药管理局"十五""十一五""十二五"全国中医重点专科建设，国家卫生和计划生育委员会"十二五"国家中医临床重点专科、上海市医学重点学科、上海市重点学科、上海教育委员会重点学科；确立了上海中医药大学附属岳阳中西医结合医院在上海市乃至全国中医妇科界的学术地位，使朱氏妇科传承工作室的建设成为全国工作室建设的成功典范，同时推动了朱氏妇科与其他兄弟流派的交流，弘扬了中医文化。

所谓"三尺讲台，三寸舌，三寸笔，三千桃李；十年树木，十载风，十载雨，十万栋梁"。朱南孙教授一直秉承"弘扬中医事业,传承流派文化"的信念,以一份拳拳赤子心大力发展中医事业。她集家学之精粹,学术思想自成一派,确立了上海中医药大学附属岳阳中西医结合医院在上海市乃至全国中医妇科界的学术地位,发展了朱氏妇科,同时推动了朱氏妇科与其他兄弟流派的交流,弘扬了中医文化。人,因心灵纯净而美丽;生命,在奉献中彰显价值。朱南孙教授一路走来,悬壶七十余载,大医精诚,令人敬仰。

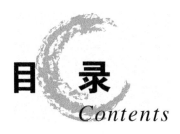

目 录
Contents

医 案 撷 英

膏 方 荟 萃

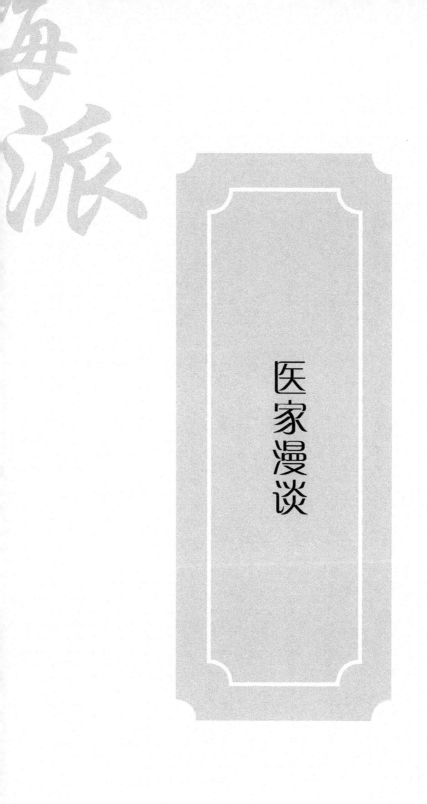

医家漫谈

一、医论集锦

　　朱南孙教授临诊素以师古而不泥古著称,在治疗妇科诸疾之时,颇有自家风范。临床诊疗中总结与创新并举,在治疗闭经、排卵障碍性不孕、痛证、子宫肌瘤等方面特色鲜明、疗效显著,总结七十余年的临床经验,并带领学生完成了一系列优势病种的开发。

论卵巢早衰

1. 概述

　　卵巢储备功能与女性的生育能力直接相关,包括卵巢内卵泡的数量,以及卵巢产生卵子的质量两方面。随着女性年龄增长,卵巢功能逐渐衰退,反应性随之降低,卵母细胞质量下降,其产生卵子的能力随之减弱进而导致生育能力下降的情况临床称为卵巢储备功能下降(diminished ovarian reserve,DOR)。卵巢储备功能下降常表现为月经初潮年龄正常或青春期延迟、第二性征发育正常的女性在 40 岁前出现月经稀发、经量减少渐至闭经,以及流产、不孕等。临床上女性多因月经紊乱的症状而前来就诊。卵巢储备功能下降作为非生理性的卵巢老化过程,若不经及时的治疗则可能进一步导致卵巢早衰(premature ovarian failure,POF)的发病。

　　卵巢早衰指女性在 40 岁前出现持续性闭经和性器官萎缩,并伴有促卵泡激素(FSH)和促黄体素(LH)水平升高而雌二醇(E_2)水平降低的一系列综合征。卵巢早衰是一种由多病因导致的卵巢内卵泡耗竭或被破坏而引发的卵巢储备功能衰竭,作为一种异源性疾病,其具体发病机制尚不明确。目前已知的卵巢早衰病因包括遗传学、免疫学、酶缺陷、激素功能障碍、医源性因素、环境等方面。卵巢早衰通常首先表现为月经情况的紊乱,包括月经失调、闭经等,还会引发诸如性功能降低、不孕、类更年期症状等一系列临床表现,甚至还会引起脂代谢紊乱,导致动脉硬化、冠心病、骨质疏松等并发症,对广大妇女的生殖健康和生活质量产生了极大影响。

　　流行病学研究表明,卵巢早衰在一般人群中患病率为 1%~3%,在原发性闭经患者中患病率为 10%～28%，在继发性闭经患者中患病率则高达 4%～18%。卵巢早衰在 40 岁之前的发病率为 1/100，30 岁之前为 1/1 000，20 岁之前为 1/10 000，且发病率呈逐年上升的趋势。因此卵巢早衰成为近来学者研究的热点课题之一，积极防治十分必要。

2. 中医药研究进展

（1）古代对卵巢早衰的认识：中医学无卵巢早衰这一病名，认为本病属"血枯""血隔""闭经"等范畴。早衰一词，最早见于《黄帝内经》。《素问·阴阳应象大论篇》："帝曰：调此二者奈何？岐伯曰：能知七损八益，则二者可调，不知用此，则早衰之节也。年四十而阴气自半，起居衰矣……"本文论述的"早衰"主要是指月经不调、闭经。《素问·阴阳别论篇》："二阳之病，发心脾，有不得隐曲，女子不月。"《素问·评热病论篇》："月事不来，胞脉闭也。胞脉者属心而络于胞中，今气上迫肺，则心气不能下通，故月事不来。"《金匮要略·妇人杂病脉证并治》："妇人之病，因虚、积冷、结气，为诸经水断绝……"《医学正传》："月水全赖肾水施化，肾水既乏，则经水日以干涸。"《兰室秘藏·妇人门》："妇人脾胃久虚，或形羸气血俱衰，而至经水断绝不行。"《女科撮要·经闭不行》："夫经水，阴血也。……其为患，有因脾胃虚不能生血而不行者，……有因胃火消脾郁伤血，耗损而不行者，……有因胃火消烁而不行者，……有因劳伤心血，少而不行者，……有因肾水亏不能生肝血而闭者，……有因肺气虚不能行血而闭者。"《丹溪心法·妇人科》曰："有积痰下流于胞门，闭塞不行。"《万氏妇人科》："妇人女子经闭不行，其候有三，乃脾胃损伤，饮食减少，气耗血枯，而不行者。一则忧愁思虑，忧恼怨恨气郁血滞，而经不行者。一则躯脂痞塞，痰涎壅盛，血滞而经不行者……"《济阴纲目·论经闭大法》："经不通，或因堕胎及多产伤血，或因患潮热消血，或因久发盗汗耗血，或因脾胃不和饮食减少进而不生血，或因痢疾失血……或因七情伤心，心气停结，故血闭而不行……"《女科秘诀大全》："妇人经闭属火……"古人分别从五脏及气血、痰湿等方面论述了闭经的病因病机。由此可见，卵巢早衰的中医病机不外乎虚实两端，属虚者责之于肾、肝、脾之虚损，精、气、血之不足，血海空虚，经血无源以泻；属实者多责之于气、血、寒、痰之瘀滞，胞脉不通，经血无路可行。肾藏精、主生殖，肾中精气的盛衰，直接关系到"肾-天癸-冲任-胞宫生殖轴"的功能状态。本病又与心、肝、脾有关，五脏之中肝血肾精同源互补，疏泄封藏互相制约；脾主运化，为气血生化之源、后天之本，为月经提供物质基础；而心乃"五脏六腑之大主也"。

（2）病因病机：朱南孙教授认为导致卵巢早衰的病因可从《金匮要略》中所提及的"因虚、积冷、结气"三方面解释。因虚而导致的经闭不行在临床上往往多见。"夫经水者，乃天一之真水，满则溢而虚则闭"。精血亏虚，则经血无以化生，导致血枯经闭。《傅青主女科》云："经水出诸肾。"肾为先天之本，与经水的形成密切相关，肾虚则天癸衰少，地道不通，而进一步发展为血枯经闭。而脾为运化之源，脾失健运，则精微无以化生并输布濡养全身而至经水不行。外感寒湿之邪致寒凝胞宫，气血运行受阻，络道闭阻不通，冲任通行受阻，聚久而成瘀，最终导致胞脉闭阻不行，经水闭止。百病始生于气，妇人病因结气而起者多矣。血随气行，气机郁滞则血行受阻。肝主一身之气，肝失疏泄，则气机受阻，血随气滞而成瘀，瘀血闭阻胞脉而导致经闭不行。因此，朱南孙教授临证多从肾虚血瘀、气血虚弱、肝郁气滞三方面治疗卵巢早衰一病。

1) 肾虚：肾为先天之本，藏先天之精。肾精生血乃为月经的物质基础，且肾精能化肾气促使天癸充盈。肾藏精，主生殖，为先天之本、天癸之源、冲任之本，通过胞脉与胞宫相通。月经的产生与调节离不开肾-天癸-冲任-胞宫轴，任何一个环节失常，均可导致月经失调，甚至闭经的发生。在月经产生的机制中，肾气起主导和决定作用。《傅青主女科》云，"经水出诸肾""经水非血，乃天一之水，出自肾中"。月经的初潮、绝经与肾有密切相关，决定于肾气的盛衰。因此卵巢早衰，月经早绝发生根源在肾。此病亦有寒凝血滞、痰湿阻络、心脾气血亏虚等证型，但多数医家认为肾精亏虚、冲任失调为其发病根本。肾阴匮乏，精亏血少，天癸衰竭，冲任血虚，胞宫失养，月经的化源亏乏，经水渐断；肾阳气不足，不能温化肾精以生天癸，冲任气血不通，胞宫失于温养，月水难至。朱南孙教授临证治疗卵巢早衰亦多以补肾养血为主，认为肾虚为本病之本。

2) 肝郁：女子以肝为先天，肝藏血，主疏泄。且肝有"易郁"的特性，女子性情多郁，如遇不遂，郁闷叹息不能自解，日久必伤肝，肝藏血失司，疏泄失职，气机失畅，气血不和，则肾-天癸-冲任-胞宫轴的功能受扰，不能维系正常功能，经血无主，血海不能按时满溢，渐致本病；且肝肾同居下焦，乙癸同源，为子母之脏，肝为刚脏，肝气郁久化火，暗耗气血，气血不足，不能荣肾填精，滋润冲任，下养胞宫胞脉。正如《黄帝内经》所云："二阳之病发心脾，有不得隐曲，女子不月，其传为风消，肝郁伤脾，化源日少，无以奉心化血，心脾血虚，血海无余，故经闭不行。"

3) 脾虚：《兰室秘藏》云："妇人脾胃久虚，或形羸既绝，为热所烁，肌肉消瘦，时见渴燥，血海枯竭，病名曰血枯经绝。"脾为后天之本，主运化，为气血生化之源，为经水的产生提供物质基础。脾胃久虚，形羸气血俱衰，经血难聚，血海空虚无以满盈。《万氏妇人科》云"妇人女子，经闭不行……乃脾胃伤损，饮食减少，气耗血枯而不行"。故脾虚所致气血亏虚是卵巢早衰的重要病机之一。

4) 血瘀：卵巢早衰一病病程较长，久病至瘀，瘀血是本病重要的病理产物和致病因素。肾虚与肝郁都可引起血瘀。卵巢早衰逐年呈年轻化趋势，部分患者从事工作压力大，长期精神紧张，生活作息不规律，常致肝气不和，疏泄失常，导致气血失和，而至瘀结，瘀血瘀阻日久致胞脉血瘀，冲任失养而导致肾-天癸-冲任-胞宫轴功能紊乱，最终导致卵巢早衰。瘀久不消，络脉不通，必然影响人体整个代谢过程，包括肾精的化生。肾中精气逐渐衰少引起脏器的功能虚减，导致有害病理产物停留，不仅"瘀"象加重，而且痰湿停留，甚至痰瘀互结，出现虚实夹杂之证。

故云补肾、疏肝、健脾、活血为治疗卵巢早衰一病所必不可缺少的方法。

3. 朱氏妇科诊治特色

（1）朱氏妇科学术思想对卵巢早衰的认识：沪上朱氏妇科经三世传承家学，总结出"资天癸，理肝气，经带通调；究奇经，养气血，毓麟之本；君臣精专，佐及兼证，善用药对；诊治妇疾，经孕产乳，适时为贵"的学术思想。其朱氏治疗卵巢早衰临诊常以补肾活血为大法，根据肝郁、脾虚、血瘀等不同病机采取疏化冲任、健脾益气、养血活血等方法辨证施治，以朱南孙教授多年总结的经验方补肾活血方为主方，散瘀血、理气血、调阴阳以使肾气盛、冲任通而天癸充，使月事以时而下。

1）乙癸同源，肝肾为纲：朱小南先生在"女子以肝为先天"这一观点的基础上提出了肝气不舒则百病丛生，"尤以妇女为甚"的观点。而朱南孙教授认为肾为脏腑之本，十二经之根、藏精之胞胎，而肝藏血主疏泄，肝肾同居下焦，相火寄于肝肾；冲为血海，任主胞胎，冲任二脉皆起于胞中，隶属肝肾而司女性生殖生理。故谓之"肝肾乃冲任之本"，女子经孕产乳皆受肝肾所统，肝肾协调则经候如期，胎孕乃成，泌乳正常，故提出"治肝必及肾，益肾需疏肝，肝肾为纲，肝肾同治"的观点。故朱氏妇科认为卵巢早衰一病病本在肾，累及肝脾，其病位在冲任而变化在气血，"肾虚"被视作本病发生的主要病机。肾主生殖，为先天之本，肾气的盛衰可直接影响"肾-天癸-冲任-胞宫轴"的作用。肾藏精，肾气盛，天癸至，故月事能以时下；反之，当肾精匮乏，胞宫失养则可能导致闭经的发生。"瘀"被认为是本病发生的主要病理环节，《血证论》中有载："女子胞中之血，每月一换，除旧生新，旧血即是瘀血，此血不去，便阻气化。"宋代陈自明谓："妇人病三十六种，皆由冲任劳损所致。""冲为血海""任主胞胎"，冲任同起胞中，共司女性生殖生理，冲任脉盛，则血海蓄溢有常、司理有节，故经水如期而至。

2）分经论治，重在奇经：冲为血海，任主胞胎，两者作用相辅相成，息息相关，其与妇科经带胎产有着直接的联系。冲任与五脏六腑关系密切，脏腑病变均有可能引起冲任功能的失调从而对月经造成影响。如脾胃病变导致气血无以化生，运化受阻，则能引起冲任血虚，上见乳汁缺乏，下见月经闭止。而冲任隶属肝肾，肝气的条达与肾气的通盛能直接影响冲任的功能，使月经以时下。

带脉"起于季胁,回身一周",因其特殊的循行走向,带脉有着总束诸经的作用,主腰以下疾患,而胞宫位于下焦,且下焦为为奇经汇集的所在。因此,带脉在妇科疾病的治疗中有很大的意义。朱小南先生认为带脉疾患主要由于带脉的弛缓引起,肾气不足,带脉失约,进而影响冲任功能,从而导致闭经等疾患的发生。

3) 从合守变,燮理阴阳:朱南孙教授认为卵巢早衰在中医古代文献中虽并无明确记载,但"血枯""闭经""不孕"等皆属于该病范畴,因此,对于该病的治疗不应当局限于某一方面,而应当详加辨证,"谨查阴阳所在而调之"。《素问·上古天真论篇》说:"女子七岁肾气盛,齿更发长;二七而天癸至,任脉通,太冲脉盛,月事以时下,故有子;三七肾气平均,故真牙生而长极;四七筋骨坚,发长极,身体盛壮;五七阳明脉衰,面始焦,发始堕;六七三阳脉衰于上,面皆焦,发始白;七七任脉虚,太冲脉衰少,天癸竭,地道不通,故形坏而无子也。"女性的一生是一个动与静相对平衡的矛盾运动的过程,如经水盈亏满溢,周而复始;十月怀胎,一期分娩;产褥哺乳,经水暂闭。动静平衡体现在妇女每个生理阶段。对于该病诊疗应当因时因人制宜,对于处于不同生理时期的患者,治疗应当审其动静之偏向而使之恢复平衡之常态。由此,朱南孙教授提出了"动之疾制之以静药,静之疾通之以动药,动静不匀者通涩并用而调之,更有动之疾复用动药,静之疾再用静药以疗之者"。临床上总结为"从、合、守、变"四种治法。"从"者,即反治也,塞因塞用,闭证理应用通法,但经闭一证虚多实少,卵巢早衰多属肝脾不足冲任亏虚,当以填补精血,血海充盛,经血自下,此乃"从"法。"合"者,即病有夹杂、动静失匀的患者临证需寒热同调,七补三消,通涩并举。如对于肾虚血瘀型的卵巢早衰患者治疗应当益肾活血并进,一通一补,消补相伍。"守"者,意在辨证既确,用药须坚定果断,对卵巢早衰病程日久,症情较复杂患者的治疗而言,守法守方的缓调之法尤为重要。"变"者,即治法是证情转变,用药根据疾病的不同阶段,灵活应用,如对于早衰患者分经前、经间、经期、经后分期调治以倍其效,对于不同年龄阶段的患者也因时因人而异用药,对于有生育要求的患者注重经间期的促排卵助孕,对于无生育要求的患者则以补肾活血、养血调经为主。

(2) 朱氏妇科论治卵巢早衰经验方:补肾活血方为朱南孙教授临床经验方。朱南孙教授认为肾虚血瘀为卵巢早衰发病的主要病机。卵巢早衰一病病本在肾,累及肝脾,其病位在冲任而变化在气血。因此,补肾活血方以补肾活血为主要治疗原则,用于卵巢早衰的防治。药物组成包括:党参、丹参、当归、黄芪、巴戟天、熟地黄、菟丝子、覆盆子、淫羊藿、紫河车。方中以熟地黄滋阴养血,巴戟天、淫羊藿温通下焦阳气,调畅气血,三者共为君药补肾益精;党参、丹参、当归、黄芪四药共为臣药取其气血双补之意,益气以活血;紫河车为取其益精填髓之功为佐;菟丝子、覆盆子为使,用于平补肝肾。

全方滋而不腻,补而不滞,气血并补,补气益肾兼行血,肾阴肾阳并补,散瘀血、理气血、调阴阳,使肾气盛、冲任通、天癸充,则肾虚血瘀之证自除,月事方以时而下。

（3）辨证论治

1）肾虚血瘀证

证候:月经量少,周期不规则,或先或后,渐至经闭不行,经行血块,头晕耳鸣,腰膝酸软,肢倦神疲,健忘,皮肤蚁走感,两目干涩,或夜尿频多,阴部干涩,带下量少;舌质淡暗,或有瘀点,苔少,脉沉细。

治法:补肾活血,养血调经。

2）气血虚弱证

证候:月经后期,量少,色淡,质稀,渐至闭经,神疲肢倦,头晕眼花,心悸气短,面色萎华,唇色淡红;舌质淡,苔少或薄白,脉沉缓或细弱。

治法:益气健脾,养血调经。

随证加减:

1）兼见气血不足明显:临证可以八珍汤加减益气健脾,增强补益气血之力,使气血化生有源、血海得充、蓄溢有常,则经水自调。即体现了朱氏妇科从合守变四法中的"从"法。"从"者,即反治也,对于卵巢早衰引起的闭经等看似应以动药通之的病症,审证患者系肾精不足,血海空虚所致,治疗以充养精血,以静待动为主,"血枯则润以养之"即塞因塞用。

2）兼见阴虚血燥:合二至丸加减,以女贞子甘苦入肾而补肾滋阴,以墨旱莲甘酸入肾而滋阴凉血。两药配用滋肾养肝、滋阴清热而调经。

3）兼见气滞血瘀:偏气滞者,佐以莪术、青皮、陈皮、木香行气导滞;偏血瘀者,佐以桃仁、红花、赤芍、三棱、莪术等活血通经。

4）兼见寒凝血瘀:若小腹冷痛明显者,佐以艾叶、吴茱萸、小茴香暖宫散寒止痛;若四肢不温明显者,佐以附子、细辛温阳散寒;若伴腰膝酸软等肾阳虚表现者,合右归丸加减以温补肾阳、活血通经。

5）兼见肝郁气滞:若兼见乳房胀痛不适可酌加赤芍散瘀止痛;白芍养肝柔肝;制香附、川楝子行气开郁;柴胡、延胡索疏肝理气,引药归经;路路通疏肝解郁、行气通络。

论多囊卵巢综合征

1. 概述

多囊卵巢综合征(polycystic ovarian syndrome，PCOS)是生殖功能障碍与糖代谢异常并存的内分泌紊乱综合征，主要以稀发排卵或无排卵、高雄激素或胰岛素抵抗、多囊卵巢为特征表现。近年来随着不断地深入研究，认识到多囊卵巢综合征并非是一种单一的疾病，而是一种多病因、表现极不均一的临床综合征。主要表现为卵巢的卵泡不能发育成熟，不能排卵，从而形成囊状卵泡，最后成为多囊卵巢，它是以无排卵、闭经或月经稀发、不孕、肥胖、多毛和卵巢多囊性增大为临床特征的综合征候群，主要在 20～40 岁生育期妇女中常见。有文献表明多囊卵巢综合征在生育年龄妇女中占了 5%～10%。这个概率相当高，占无排卵性不孕的30%～60%。

2. 中医药研究进展

(1) 古代对卵巢早衰的认识：中医没有此病名，本病属中医不孕、月经后期、闭经、癥瘕范畴。月经的产生是天癸、气血、脏腑、经络共同作用于胞宫的结果。其中任何一个环节功能失调都可以导致血海不能按时满溢而引起闭经。《素问·评热病论篇》曰："月事不来者，胞脉闭也。胞脉者，属心而络于胞中，今气上迫肺，心气不得下通，故月事不来也。"此指出闭经与脾胃功能及精神因素有关。《金匮要略·妇人杂病脉症并治》认为"妇人之病，因虚、积冷、气结，为诸经水断绝"。此说明气血不足、寒邪积结、肝郁气滞也是导致闭经的原因。李东垣认为，经闭不行有三，妇人脾胃久虚，形体羸弱，气血俱衰，而致经水断绝不行；或病中消胃热，善食渐瘦，津液不生……或心胞络脉洪数躁作，时见大便秘涩，小便虽清而不利，而经水闭绝不行，此乃血海干枯，宜调血脉，除胞络中火邪，而经自行矣。

(2) 病因病机：近年来中医对多囊卵巢综合征的研究，辨证分型有肾虚型、血瘀型、痰湿型等。肾虚是多囊卵巢综合征的根本病因病机，药理研究证明补肾药具有调节内分泌的功能，而痰浊瘀血是多囊卵巢综合征致不孕的重要病理因素；卵巢增大、卵泡增多、内膜增厚，以及血脂血糖升高等症候均属痰浊瘀血范畴。因此，补肾法通常贯穿整个治疗的始终，并配合针对痰浊、瘀血的治标之法。

3. 朱氏妇科诊治特色

(1) 朱氏妇科学术思想对多囊卵巢综合征的认识：朱氏妇科辨治多囊卵巢综合征以"肾"为本，朱南孙教授治疗本病辨病与辨证相结合，朱南孙教授认为此病的发病机制由于卵巢内缺乏优势卵泡，是由于肾虚不足，孕育乏力，因而卵泡发育迟滞；而卵泡排出困难，又与气虚推动不足有关，气虚卵泡难以突破卵巢而被闭锁,所以在治疗中,朱南孙教授提出"益肾温煦助卵泡发育,补气通络促卵泡排出"的治疗法则。根据多囊卵巢综合征以月经紊乱、不孕、多毛、肥胖、痤疮、双侧卵巢持续增大,以及雄激素过多、持续无排卵为临床特征。结合其临床病程较长、症情复杂的临床症候,朱南孙教授根据"从、合、守、变"纠动静失衡之大法,"静之疾用静药以疗之",喻昌《医门法律》谓"新病可急治,久病易缓调",针对血海枯竭之虚型闭经,宜守法守方,待精血充盈,经遂自通。如果治疗实证痰湿阻络型闭经,首当化瘀疏络,以动解凝,待湿化痰除,地道得通,而经量每日涩少,盖邪既以去,正必受损,气血虚亏,当即转为调补气血,而济其源,则经自调。

(2)辨证论治

1)肾虚痰湿证

主证:月经后期、量少,甚则停闭,形体肥胖,带下量多,头晕神疲,纳呆,便溏,胸闷,痰多,腰酸肢楚;脉细,舌淡,苔白腻。

证属:脾运不健,湿聚脂凝,胞脉闭塞。

治则:滋肾养血,温脾通络。

方药:补肾活血方(朱氏妇科经验方)合平胃散加减。组成:当归15 g,丹参15 g,川芎6 g,石菖蒲9 g,川续断12 g,淫羊藿12 g,巴戟天12 g,陈皮6 g,制半夏9 g,莪术9 g,白术9 g,皂角刺15 g。

2)肾虚肝郁证

主证:月经后期、量少,甚则停闭,面额部痤疮,头痛,心烦易怒,口干便结,纳旺,胸闷气促;舌红,苔薄黄腻,脉沉细。

证属:脾胃素盛,体质尚实,由于情志不畅,心气郁结,肝失条达,脾土受侮,痰火胶结,阴精被劫,脉络空虚。

治则:滋肾养血,泻心火,疏肝气。

方药:补肾活血方(朱氏妇科经验方)合增液汤加减。组成:当归15 g,丹参15 g,石菖蒲,川续断12 g,淫羊藿12 g,巴戟天12 g,肉苁蓉12 g,玄参10 g,赤芍15 g,生地黄15 g,黄芩9 g,卷柏15 g。

4. 现代临床研究结果

补肾活血方是全国名老中医朱南孙教授用于治疗本病的经验方,主要由巴戟天、淫羊藿、桑寄生、菟丝子、丹参、当归、川芎等药物组成。

(1)补肾活血方治疗肾虚血瘀型多囊卵巢综合征的临床研究一

方法:将58例患者随机分为治疗组(30例)和对照组(28例),分别给予补肾活血方和炔雌醇环丙孕酮片治疗;两组疗程均为3个月,观察临床疗效及腰/臀比值(WHR)、体质量指数(BMI)、月经周期、性激素及卵巢B超检查变化情况。

结果：① 治疗组、对照组总有效率分别为 93.3％、78.6％；组间临床疗效比较，差异有统计学意义（$P<0.05$）。② 两组治疗前后组内比较，月经周期差异有统计学意义（$P<0.05$）；组间治疗后比较，月经周期差异亦有统计学意义（$P<0.05$）。③ 两组治疗前后组内比较，促黄体生成素（LH）、LH/FSH*、睾酮（T）水平差异有统计学意义（$P<0.05$）；组间治疗后比较，LH、LH/FSH、T 水平差异有统计学意义（$P<0.05$）。④ 治疗前后组内比较，两组卵泡数目、卵巢体积、SA/TA 比值差异有统计学意义（$P<0.05$）；组间治疗后比较，卵泡数目差异有统计学意义（$P<0.05$）。结论为补肾活血方能有效治疗肾虚血瘀型多囊卵巢综合征，降低血清 LH 及 T 水平，恢复卵巢功能。

（2）补肾活血方治疗肾虚血瘀型多囊卵巢综合征的临床研究二

方法：采用随机对照的方法，将 64 例患者分为中药组（32 例）和对照组（32 例），分别予补肾活血方和炔雌醇环丙孕酮片治疗。两组疗程均为 3 个月，观察临床疗效及中医证候、临床体征（WHR、BMI、多毛）、生殖内分泌激素（LH、T）、卵巢激活素 A（ACTA）、抑制素 B（INHB）、卵泡抑素（FS）水平变化情况。

结果：① 中药组、对照组总有效率分别为 87.5％、93.8％，组间临床疗效差异无统计学意义（$P>0.05$）。② 治疗前后组内比较，两组 WHR、BMI 及中医证候积分差异有统计学意义（$P<0.05$），多毛积分差异无统计学意义（$P>0.05$）；组间治疗前后差值比较，WHR、BMI 差异有统计学意义（$P<0.05$）。③ 治疗前后组内比较，两组 LH、LH/FSH 及 T 差异均有统计学意义（$P<0.05$）；组间治疗后比较，T 差异有统计学意义（$P<0.05$）。④ 治疗前后组内比较，两组 ACTA、净增健康福利金（INHB）、FS 及 FS/ACT 水平差异均有统计学意义（$P<0.05$）；组间治疗后比较，ACTA、FS 水平差异有统计学意义（$P<0.05$）。结论补肾活血方可改善肾虚血瘀型多囊卵巢综合征患者激活素-抑制素-卵泡抑素（ACT‐INH‐FS）系统。

论排卵障碍性不孕症

1. 概述

不孕症（infertility）是指生育年龄的妇女，配偶生殖功能正常，婚后有正常性生活一年以上，未避孕而未怀孕者女性无避孕性生活至少 12 个月而未孕。不孕症分为原发性不孕和继发性不孕两大类：① 既往从未有过妊娠史，无避孕而从未妊娠者为原发不孕，古称"全不产"；② 既往有过妊娠史，而后无避孕连续 12

---

* FSH 卵泡刺激素

个月未孕者,称为继发不孕,古称"断绪"。不孕症在古代尚有"无子""绝产""绝嗣"之称。近年来不孕症的发生率有上升趋势,现在全世界不孕人数约 8 亿人,发病率一般为 5%～15%,不孕症已成为影响人类发展与健康的一个全球性医学和社会学问题。不孕症的病因十分复杂,其中因排卵障碍引起的不孕症占女性不孕症中的 25%～30%。

2. 中医药研究进展

(1) 古代对卵巢早衰的认识:古代医籍最早在夏商周时期(公元前 11 世纪),《周易集解·卷十一》中,就有"妇三岁不孕"之记载。春秋战国时期,《素问·上古天真论篇》首先提出了"肾气盛,天癸至,任通冲盛,月事以时下,故有子"的受孕机制。《素问·骨空论篇》中又指出了"督脉者……此生病……其女子不孕"的病理。《黄帝内经》中还对女性的解剖,冲、任、督、带脉,子宫,胞脉、胞络的生殖生理功能进行了较为详尽的叙述。自此之后,历代医家对本病进行了深入的研究,在很多医学著作中设有无子、求嗣、求子、种子等门类。古籍中虽无排卵障碍性不孕症的详细记载,但已有医家意识到了排卵对种子的重要性。明代《万氏妇人科》提出的"欲种子,贵当其时"虽未指出具体的排卵期,但由此可见当时医家已隐约意识到排卵对受孕的重要性。当其时,则容易受孕;相反不当其时,则胎难成,或生子多疾多夭。而后王肯堂又在《证治准绳·女科·胎前门》中详细解释妇人的"氤氲之候"即"一月一度的乐育之时",类似于西医所称的"排卵期",男女只有在此时交媾方能结胎于腹中。

(2) 病因病机:肾藏精,主生殖,胞宫的功能主要是主月经和孕育。肾为天癸之源、冲任之本、气血之根。肾-天癸-冲任-胞宫轴的功能失调是引起不孕症的主要因素。肾中阴阳乃元阴元阳,是五脏阴阳之根本。肾阴亏虚,精血不足,天癸乏源,则血海空虚,卵子失于滋养而难以发育成熟。肾阳不足,命门火衰,阴寒客内,冲任失于温养,胞宫无以温煦则卵子发育不良、排出无力所致排卵障碍。七情内伤,肝气郁结,疏泄失调,气血不和;痰湿、瘀血内阻,阻滞冲任、胞宫、胞脉,亦不能摄精成孕;肾阳虚不能温煦脾阳,运化失职,水谷之精未能化生气血,血海不能满盈、冲任血虚导致月经后期、闭经;胞脉、胞络失养,卵泡难以增长和顺利排出,故成不孕。文献研究发现多数医家认为不孕症是综合因素作用的结果,不孕症多因肾虚(肾精不足、肾阴虚、肾阳虚)、肝郁、脾虚引起,在此基础上又可继发血瘀、痰湿等病理因素。中医学从整体观念的理论出发,以补肾为根本,根据患者证型的不同辅以疏肝解郁、活血化瘀、健脾化痰等治疗方法,通过调节肾-天癸-冲任-胞宫轴的功能,促进卵泡发育,提高排卵率,且可改善子宫内膜对胚胎的容受性及黄体功能,有利于胚胎着床。

3. 朱氏妇科诊治特色

(1) 朱氏妇科学术思想对排卵障碍性不孕症的认识：朱南孙教授指出，早在金元时期，朱丹溪即首先提出"女涵男"的真假阴阳人不能生育，还于《丹溪心法》中增补了肥盛妇人痰湿闭塞子宫和怯瘦妇人子宫干涩不能怀孕的证治。而明代万全谈到"五不女"（螺、纹、鼓、角、脉）不能生育。

朱氏常言脏腑功能正常，气血旺盛，阴阳平和为受孕基本条件。不孕症病因复杂，需仔细审证查因，方能药到病除。朱氏认为其病之根在于肾虚。肾阴亏乏、精血不足，不能滋养卵子生长；肾阳不充、肾气衰惫，不能鼓动卵子排出。临床上排卵障碍性不孕症患者多伴随月经失调的表现，或为经水涩少，或为经闭不行，又或暴崩淋漓，故问诊时首当问清月事，即所谓的"经调然后子嗣也""肾气盛，天癸至，任脉通，太冲脉盛，月事以时下，故有子""任脉虚，太冲脉衰少，天癸竭，地道不通，故形坏而无子也"。女子以肝为先天，肝气郁结，疏泄失常，气血失调，冲任不和，则亦出现胞宫不能摄精成孕。

朱氏亦认识到早先于《黄帝内经》即见任脉、督脉患病可致"不孕"的妇科病机，冲为血海，十二经脉之海，能调节十二经气血；任主胞胎，为阴脉之海，朱南孙教授指出任是担任或妊养之意，担任一身阴脉的妊养，凡精、血、津、液等阴精都由任脉总司，对人身的阴经均具调节作用；督脉为阳脉之海，与任脉同起于胞宫，两脉协同调节人身阴阳脉气的平衡，维持胞宫的生理功能；带脉横行，与纵行之冲、任、督脉间接相通并下系胞宫，可健运水湿，提摄子宫，约束诸经。朱氏深谙冲任受损、督脉虚损、带脉失约均可致不孕、胎动不安、滑胎诸疾。冲任受损，或冲任亏虚，血海不盈；或冲任阻滞，气滞、寒凝、热灼阻滞胞宫冲任；或冲任失调，封藏失司均可导致不孕症的发生。《素问·骨空论篇》曰："督脉……此生病……其女子不孕。"此道出督脉虚损亦可致不孕。带脉失约，则诸经失于固摄，可致滑胎，继而引发不孕。

朱氏认为排卵障碍，以虚证居多，即使确系实证，亦应注意疾病消耗之人正气，攻病之药亦能损耗之人元气，久病必伤正。阴阳乃人身之根本，"阴平阳秘，精神乃治"，阴阳失衡，则动静失常，气血不和，胎孕难结。故朱氏用药重视审阴阳动静，不轻投温而刚燥之品。朱南孙教授又提出虚证日久者，必致瘀血夹杂，故用药不能一味投之以补益之品，以免阻滞气血运行。朱氏指出肾藏精，主生殖，妇人以血为本，以肝为重，肾虚、血虚、肝郁、痰凝均可影响胎孕，故朱氏临证以肝肾为纲，尤重奇经，治疗常以调经为关键，以达经调种子之目的。具体以补肾填精为大法，根据肝郁、脾虚、血瘀等不同病机采取疏化冲任、健脾益气、养血活血等方法辨证施治。由此体现出朱氏治疗排卵障碍性不孕症"重在补肾，贵在养血,妙在调肝,功在疏通"之特点。

多囊卵巢综合征所致不孕为临床所常见,朱氏认为其最直接的病因是卵巢不能产生成熟的优势卵泡,导致无排卵或卵泡未发育闭锁。该病属中医学月经病范畴,因肾中元阴元阳匮乏所致。肾精源于先天,与水谷精微结合,化生天癸,肾气充盛,天癸蓄极而泌,促使任脉通,太冲脉盛,月经来潮,具有生殖能力。故朱氏提出"益肾资天癸充盛,温煦助卵泡发育成熟"作为治疗多囊卵巢综合征致不孕的总则。于月经第1~10日以补肾气、养精血、助天癸,调冲任为主,促使卵泡能不断受到滋养、勃发,至月经第10日后,卵子发育日渐成熟之时,加用益气通络药,鼓舞阳气,促卵排出。

(2)朱氏妇科论治排卵障碍性不孕症经验方:朱氏调经促孕方是朱南孙教授多年总结的经验方,有平补肝肾、益气促排的功效,对恢复排卵、改善黄体功能,以及子宫内膜容受性有较好的临床疗效。常有"一帖即孕"之奇效。同时朱氏治疗妇科疾病以善用药对见长,用药精专,效宏力专。

1)排卵前:朱氏调经促孕方——党参、黄芪、当归、熟地黄、巴戟天、淫羊藿、菟丝子、覆盆子、石楠叶、石菖蒲、蛇床子、川芎。

2)排卵后:朱氏调经促孕方去石楠叶、石菖蒲、蛇床子,加川续断、桑寄生。

朱南孙教授总结调经促孕方以妇人月经生理为期,重在调经种子,经调后即于易受孕之"的候"促排助孕。朱南孙教授指出,古方有云,石楠叶能"令女侍男",石菖蒲醒神开窍,蛇床子温燥肾阳,三者配伍可促进排卵,提高性欲,还起到疏通输卵管,促进卵子排出之裨益。川芎活血行气,祛风止痛,现代医学研究表明,川芎在一定程度上能兴奋下丘脑-垂体-卵巢轴,从而促进卵子排出。方中以黄芪、党参、当归为君补气养血、活血调经。熟地黄、巴戟天、淫羊藿、菟丝子、覆盆子为臣药平补肝肾,填精生髓,柔阳以济阴。石楠叶、石菖蒲、蛇床子为佐药能温肾阳、壮性欲,阳中求阴,以期阴阳平衡。最后以川芎为使,活血行气,促使卵泡从卵巢顺利排出。排卵后方中去石楠叶、石菖蒲、蛇床子等怡情促性之药,酌加川续断、桑寄生充肾精、强腰膝、固冲任、安胎元以支持黄体功能、改善子宫内膜容受性,助胚胎发育更加良好。

(3)辨证论治:本病以补肾填精、调经种子为治疗原则。

1)肝肾阴虚证

证候:婚久不孕,或月经初潮延迟,月经周期提前或延后,甚则停闭不行,经量少,色鲜红,质稠,月经前后乳房胀痛,发热;形体消瘦,头晕耳鸣,腰酸膝软,五心烦热,失眠多梦,眼花心悸,肌肤失润,阴中干涩;舌红,苔薄少津,脉弦细或弦数。

治则：滋养肝肾，调补冲任。

于调经促孕方基础上适时加入龟板、紫河车粉等血肉有情之品，另桂枝、鸡血藤活血通经，以滋肾益精，通补奇经，生化无穷。

2）脾肾阳虚证

证候：婚久不孕，或月经不调，量多少不一，色淡；或月经停闭不行；青春期始形体肥胖，胸闷泛恶，带下量多质黏，头晕心悸，胸闷泛恶，神疲乏力，面目虚浮或白，便溏，畏寒；舌淡胖，苔白腻，脉滑。

治则：温肾健脾，调经种子。

于调经促孕方基础上可加仙茅温补肾阳，鹿角片血肉有情之品调补肾之阴阳。

论 痛 证

1. 概述

疼痛是患者的一种主观感受，是一种复杂的生理心理活动，临床上最常见的症状之一。疼痛可发生于患病机体的各个部位，既可出现于多种急、慢性疾病当中，也可单独出现。

（1）目前根据发展现状，疼痛分类如下：

1）急性疼痛：软组织及关节急性损伤疼痛，手术后疼痛，产科疼痛，急性带状疱疹疼痛，痛风。

2）慢性疼痛：软组织及关节劳损性或退变疼痛，椎间盘性疼痛，神经源性疼痛。

3）顽固性疼痛：三叉神经痛，疱疹后遗神经痛，椎间盘突出症。

4）癌性疼痛：晚期肿瘤痛，肿瘤转移痛。

5）特殊疼痛类：血栓性脉管炎，顽固性心绞痛，特发性胸腹痛。

6）相关学科疾病：早期视网膜血管栓塞，突发性耳聋，血管痉挛性疾病。

（2）根据疼痛程度，疼痛可分为：① 微痛：似痛非痛，常与其他感觉复合出现，如痒、酸麻、沉重、不适感等；② 轻痛：疼痛局限，痛反应出现；③ 甚痛：疼痛较著，疼反应强烈；④ 剧痛：疼痛难忍，痛反应强烈。

（3）根据疼痛的性质，疼痛可以分为钝痛、酸痛、胀痛、闷痛、绞痛、锐痛、刺痛、切割痛、灼痛等。根据疼痛的形式，又可以分为钻顶样痛、爆裂样痛、跳动样痛、撕裂样痛、牵拉样痛、压扎样痛等。

由上可见疼痛的性质、形式多种多样，成为困扰患者的一种主要症状。

疼痛常常是某些妇科疾病的主要特征，常见疾病如痛经、经行头痛、经行肛门坠痛、排卵期腹痛、盆腔炎、阴道炎、妊娠腹痛、妊娠头痛、妊娠合并阑尾炎、产后身痛、产后乳痛、肿瘤疼痛、子宫腺肌症、外阴疼痛、性交痛等。疼痛部位主要集中于下腹部、腰部、乳房、头部等。中医治疗妇科疼痛分寒、热、虚、实之不同和婚前、婚后之差别，依据疼痛发生的部位、时间、性质、有无出血、年龄等伴随症状给予不同的治疗，而不能单纯注重止痛，如宫外孕等。

分析疼痛的病因病机，中医历代医家多从"不通则痛""不荣则痛"立论，妇科痛证亦不离左右。所谓"不通则痛"，是指由于感受外邪、气滞、血瘀、寒凝、痰阻等而致经脉闭阻不通，阴阳之气相搏，气血逆乱，经脉阻滞不畅而出现的疼痛。《素问·举痛论篇》云："经脉流行不止，环周不休。寒气入经而稽迟，泣而不行，客于脉外则血少，客于脉中则气不通，故卒然而痛。"此乃寒邪客于脉中，气不通则痛。"热气留于小肠，肠中痛，瘅热焦渴，则坚干不得出，故痛而闭不通亦"此为热邪客于肠中而痛。《素问·五脏生成篇》曰："卧出而风吹之，血凝于肤者为痹，凝于脉者为泣，凝于足者为厥，此三者，血行而不得反其空，故为痹厥也。"此为感受风邪，阻滞经脉致痛。《灵枢·五邪》云："邪在肝，则两胁中痛，寒中，恶血在内，行善掣，节时脚肿。"此乃瘀血阻滞经脉，气血不通而痛。临床症状见刺痛、胀痛、重痛、绞痛、窜痛、固定痛，以及外伤性疼痛等，其病机皆可归于此类。

所谓"不荣则痛"，指因各种原因导致的气血阴阳等的虚损，使脏腑、经脉失于温煦、滋养而发生的疼痛。《灵枢·阴阳二十五人》曰："血气皆少则无须，感于寒湿则善痹，骨痛爪枯也。"此乃气血虚损，无以濡养温煦经脉所致疼痛。《素问·举痛论篇》曰："寒气客于背俞之脉，则脉泣，脉泣则血虚，血虚则通。"此乃血虚不能濡养经脉而致疼痛。《素问·举痛论篇》云："厥逆上气，阴气竭，阳气未入，故卒然痛死不知人。"此乃阳微阴竭而致之疼痛。临床症状可见隐痛、空痛、痛而喜按者皆属此类。

总之，疼痛是临床常见自觉症状之一，其部位可遍及全身，治疗应从治病求本的原则出发，本着"不通则痛""不荣则痛"的病因病机进行辨证论治，以提高临床疗效，解除患者痛苦。《素问·灵兰秘典论篇》又曰："心者，君主之官也，神明出焉。"《素问·至真要大论篇》云："诸痛痒疮，皆属于心。"这说明痛的产生与心亦有着密切关系。故临床在应用"不通则痛""不荣则痛"原则治疗的同时，还可结合"诸痛属心"的原则，加入引药入心经的药物，以提高疗效。常见妇科痛证包括以下几类：

（一）原发性痛经

1. 概述

痛经是指妇女值经期或经行前后，出现周期性小腹疼痛或痛引腰骶，甚至剧痛晕厥,可伴有腹泻、呕吐、腰痛、头痛、乳胀等多种伴随症状。痛经分为原发性和继发性两种,其中原发性痛经又称功能性痛经,是指生殖器官无器质性病变者。国内外痛经发病率每年持上升趋势。痛经确切病因至今尚不明确。长期以来,一般认为痛经与排卵的月经周期、前列腺素活性等有关。近年来研究表明催产素亦可参与原发性痛经的发生,精神因素也可能是痛经原因之一。西药基于对该病的认识,采用阻止或降低前列腺素合成的药物,或采用口服避孕药等治疗。中医认为原发性痛经病位在子宫、冲任,以"不通则痛"或"不荣则痛"为主要病机。实者可由气滞血瘀、寒凝血瘀、湿热郁阻导致子宫的气血运行不畅,"不通则痛";虚者主要由于气血虚弱、肾气亏损致子宫失于濡养,"不荣则痛"。临床一般将原发性痛经主要分为气滞血瘀、寒湿凝滞、湿热瘀阻、肝肾虚亏、气血虚弱五型。

2. 中医药研究进展

当代妇科流派治疗原发性痛经,多以温通为大法,注重理气活血、温经化瘀止痛的综合运用。如海派蔡氏妇科的温经止痛方、化瘀定痛方、清瘀止痛方、逐瘀化膜方;哈氏妇科以通为顺,以温清补行为四法;浙江何氏妇科治痛经应用周期疗法,经前1周温理气血、经行加重温经散寒止痛、经后养血温胞;山西王氏妇科分寒凝血瘀、气滞血瘀、湿热瘀阻、气血虚弱夹瘀论治原发性痛经;贵州丁氏妇科讲究调理冲任气血,月经期调血止痛以治标,平时辨证求因以治本;浙江陈木扇女科治痛经重在调经以养血调气,开郁化痰为先,用药以"和"为期。

3. 朱氏妇科学术思想对痛经的认识

朱氏妇科认为原发性痛经首辨虚实。实证痛经病机在于"内外合因,冲任瘀阻"。正常情况下脏腑、经络、气血通过冲任二脉调节经、孕、产、乳各种生理现象,病理情况下寒凝、血瘀、气滞、湿热等各种致病因素也会导致冲任二脉瘀阻而致不通则痛。而虚性痛经病位虽在胞宫、冲任,但与肾关系密切,肾气充则任冲脉盛;反之,先天禀赋不足、肾气亏虚,或素体虚弱,早孕多产、耗伤精血,月经后血海更显不足,以致冲任胞宫,脉络失养,不荣则痛。

朱氏妇科论治痛经强调治病求本、重在求因,兼顾虚实夹杂、气血不和、寒热错杂;急则治标,缓则治本。根据痛经发生的时间以辨痛经的虚实,如强调经前或经行初期疼痛多属实证,月经将净或经后疼痛多属虚证。根据疼痛的部位察病位在肝在肾,在气在血,如痛在少腹一侧或双侧,痛处不定,上窜下达,多属气滞,病在肝;痛在小腹正中常与子宫瘀滞有关;痛及腰脊多属病在肾。根据疼痛性质、程度辨证,如掣痛、绞痛、灼痛、刺痛、拒按多为实证;隐痛、坠痛、喜揉喜按多为虚证;灼痛得热反剧则为热证;冷痛得热减轻则为寒证;痛甚于胀,持续作痛为血瘀；胀甚于痛，时痛时止为气滞。

朱氏诊治原发痛经中的膜样痛经，应用加味没竭汤尤其独具心得，疗效卓著。加味没竭汤乃朱氏妇科第三代传人朱南孙教授取失笑散、血竭散、通瘀煎诸药化裁而成。其组成有生蒲黄、炒五灵脂、三棱、莪术、炙乳香、炙没药、生山楂、青皮、血竭粉。该方以蒲黄为君，化瘀止血；合五灵脂为失笑散，活血化瘀、散结止痛；加三棱、莪术、乳香、没药、血竭以破气行滞、活血化瘀止痛；生山楂消食活血和胃；佐以青皮疏肝理气。全方共奏活血化瘀、行气止痛之功。对气滞血瘀所致的女性膜样痛经、原发性痛经，以及子宫内膜异位症、盆腔炎等实证痛经均有显著疗效。

朱氏治疗痛证强调体内动静平衡协调，可归纳为诊治四法。

（1）温：针对寒凝血瘀型痛经，提出以温经散寒止痛为法。该型临床可见经前或行经时小腹疼痛、按之痛甚、得热疼减，经血量少，血暗红或紫，手足不温，畏寒，苔白润，脉沉。常选用全当归、川芎、陈艾、制香附、九香虫、炙乳香、炙没药、淡吴茱萸、姜半夏、炮姜、紫石英等温经散寒、理气活血之品。

（2）化：针对气滞血瘀型痛经，提出以理气活血、化瘀止痛为法。临床可见于经前一二日或经期中小腹胀痛、拒按、经量少或行经不畅、经色紫暗有块、血块排出疼痛可减，经净后疼痛自消。常伴有胸胁、乳房作胀、舌质暗或见瘀点、脉弦或弦滑。常选生蒲黄、炒灵脂、三棱、莪术、乳香、没药、川楝子、延胡索、柴胡、青皮、制香附、刘寄奴、血竭等以疏肝理气、活血化瘀止痛。

（3）和：针对气血虚弱型痛经，提出益气和血养血为法。临床见于经净后或经前或经期小腹隐隐作痛，喜揉按，月经量少，色淡质薄。伴有神疲乏力、面色萎黄；或食欲不振，舌淡、苔薄白、脉细弱。常选用全当归、丹参、乳香、没药、制香附、生白芍、炙甘草、党参、黄芪、白术、川楝子、延胡索等以益气养血、疏肝理气、和血止痛之品。

（4）补：针对肝肾虚损型痛经，注重长期调理，补益肝肾之本。临证可见于经期或经后一二日小腹绵绵作痛，经色暗淡，经量少而质薄。常伴有耳鸣、头晕、眼花，或腰酸、小腹空坠不温，或潮热，脉细弱或沉细，苔薄白或薄黄。常选巴戟天、菟丝子、苁蓉、枸杞子、淫羊藿、川续断、杜仲、狗脊、山萸肉等滋补肾阴肾阳之品。

（二）子宫腺肌病

1. 概述

子宫腺肌病是指子宫内膜向肌层良性浸润并在其中弥漫性生长。其特征是在子宫肌层中出现了异位的内膜和腺体，伴有其周围的肌层细胞肥大和增生，故称为子宫内子宫内膜异位症;而盆腔内子宫内膜异位症则称为子宫外子宫内膜异位症。本病多发生于 35～50 岁的经产妇女,尤其是多生产的女性,约有半数患者同时合并子宫肌瘤,约 15% 患者合并外在性子宫内膜异位症。约有 25% 的子宫腺肌病患者无明显症状,使临床发病率很难作出精确统计。

2. 中医药研究进展

(1)古代对子宫腺肌病的认识:子宫腺肌病是西医的病名,在祖国医学中无此病名记载,但其临床症状和体征属于中医的"痛经""癥瘕""月经过多""经期延长"等病的范畴。典型症状是继发性痛经、进行性加重,月经量多,经期延长和子宫增大。从中医学的角度而言,痛经、月经失调、癥瘕等都与瘀血内阻有关,而血瘀的形成又与寒凝、气滞、痰湿等致病因素有关。明代李梴《医学入门》云:"血滞瘀积于中,与日生新血相搏,则为疼痛。"张景岳《妇人规》云:"瘀血留滞作癥,唯妇人有之。"《医宗金鉴·妇科心法要诀》云:"妇人产后经行之时,脏气虚,或被风冷相干,或饮食生冷,以致内与血相搏结,遂成血癥。"本病的症状及成因与这些论述相似。

子宫腺肌病多继发于产后、人工流产、诊刮术后,多由于产后或术后,血室正开,正气虚损,寒邪乘虚客于胞中,寒凝血瘀;或内伤七情,肝郁气滞,血行不畅致血瘀;或肝郁脾虚,运化失职,水湿内停,肾阳虚,气化无力,致津液不化,聚湿成痰,痰阻气滞,与血相搏结。气滞、寒凝、痰湿均可致血瘀,瘀滞冲任胞中日久而成癥瘕;瘀血内阻,冲任失调,则月经量多,经期延长;气机不畅,不通则痛,故而痛经。总之本病的实质是血瘀为患,属实证,但病久,失血伤津耗气,致气血虚弱,而转成虚实夹杂证。

(2)现代医学对子宫腺肌病的认识:痛经是子宫腺肌病的典型症状,其特点是继发性痛经进行性加重,呈痉挛性酸痛,难以忍受。经量增多,经期延长或多发月经,往往是本病的首要症状,少数患者可在月经前后有阴道点滴出血。少数患者有性交痛现象,这可能是由于合并盆腔子宫内膜异位症之故。约 30% 患者无任何临床子宫腺肌病的症状。凡 30 岁以上的经产妇,出现经量增多、经期延长,以及逐年加剧的进行性痛经,检查时子宫呈均匀性增大或有局限性结节隆起,质硬而有压痛,经期压痛尤为显著时,应首先考虑为子宫腺肌症。B 型超声检查可在肌层中见到种植内膜所引起的不规则回声增强。

3. 朱氏妇科学术思想对子宫腺肌病的认识

海派朱氏妇科的朱南孙教授对本病的治疗以活血化瘀消癥为主,结合辨证分型兼而治之。如气滞血瘀则疏肝理气;湿热瘀结则清热化湿;寒凝血瘀则温经散寒;痰凝血瘀则祛湿化痰。非经期治疗以扶正为主,祛邪为辅。治以温阳益气养血为主,少佐软坚散结消癥之品,如选用黄芪、党参、白术、菟丝子、熟地黄、白芍、当归、生山楂、三棱、莪术等,使得气足则血生,气旺则血畅,血得温则行,阴得阳助则生化无穷,气血充足,血行顺畅,癥瘕渐消;经期治疗则以活血祛瘀止血,使体内瘀血随经血尽去,瘀血祛陈则新血安其宅,不止血血自止,血行通畅则痛经消失。

在治疗时还要结合病程长短及体质强弱决定祛邪扶正之先后。如病程短,体质较强,则属实证,以祛邪为主;如病程较长,体质较弱,多为虚实夹杂证,可扶正祛邪并用,或先扶正后祛邪,如病情较急则应"急则治其标,缓则治其本"。如经期腹痛,出血量多有块,以实邪为急,应速用化瘀止痛止血之法,使瘀血随经血而去,可加三七、茜草、蒲黄以活血止血,以防活血太过。

朱南孙教授强调子宫腺肌病预防的重要性。注意经期卫生,月经期禁止性生活。月经期间应避免不必要的妇科检查,避免做宫腔内手术。坚持避孕,不做或少做人工流产术。另外最关键是尽量少服用蜂蜜、蜂胶、红枣等,以及大量服用阿胶等,这些滋补品极可能是容易引起体内的雌激素增高,而形成子宫腺肌病的诱发和加重病情。

(三)盆腔炎性疾病后遗症

1. 概述

盆腔炎性疾病后遗症(sequelae of pelvic inflammatory disease, Sequelae of PID)是盆腔炎性疾病的遗留病变,常为盆腔炎急性发作期未能及时彻底治疗所致,以往称为慢性盆腔炎。盆腔炎性疾病后遗症在机体抵抗力下降或高危因素存在下,可急性发作。根据发病部位及病理变化的不同,可分为慢性输卵管炎、输卵管积水、输卵管卵巢炎、输卵管囊肿、慢性盆腔结缔组织炎。2015年7月在北京召开的第三届岐黄论坛妇科炎症性疾病中医药防治论坛上,对盆腔炎性疾病及后遗症中医诊疗达成共识意见初稿,对今后运用中医药诊疗盆腔炎性疾病后遗症有着重要的临床指导意义。

2. 中医药研究进展

(1)古代对盆腔炎性疾病后遗症的认识:传统中医并无盆腔炎性疾病后遗症之名,根据其临床表现特征,散见于"热入血室""带下病""癥瘕""妇人腹痛""痛经""月经不调""不孕症"等病证范畴。该病多因经行产后,胞门未闭,正气未复,或虫毒之邪乘虚内侵,与冲任气血相搏结,蕴积胞宫,耗伤气血,缠绵难愈。

中医古籍对类似本病症状的描述如下:《诸病源候论·妇人杂病诸侯》中见"若经水未尽而阴阳,即令妇人血脉挛急,小腹重急支满,胸胁腰背相引,四肢酸楚,饮食不调,结牢恶血不除,月水不时,或月前因生积聚如怀胎状"。《温病条辨》中见"热入血室……为邪热陷入,搏结而不行,胸腹少腹,必有牵引作痛拒按者"。而对类似本病的中医治疗,始见《金匮要略方论》"妇人腹中诸疾痛,当归芍药散主之""妇人腹中痛,小建中汤主之"之论述。

近代中医总结出本病的病因病机为"热""毒""湿""瘀""寒",病性为虚实夹杂,病位为冲任、胞宫。责之于经期、产后或摄生不洁,湿热、邪毒内侵,直入冲任及胞宫、胞脉,与血搏结,邪正交争,导致发热;不通则痛,致腹痛。其病机关键是热毒或湿热与血搏结。《景岳全书·妇人规》"瘀血留滞作癥……总由动血之时,余血未净,而一有所逆,则留滞日积,而渐已成癥"描述了类似 PID 后遗症期的症状及病机。本病缠绵难愈,重伤正气,故临床常见寒热错综、虚实夹杂之证。其临床主要证型包括湿热瘀结、气滞血瘀、寒湿瘀滞、肾虚血瘀。

(2) 现代医学对盆腔炎性疾病后遗症的认识:现代研究发现,PID 最常见的发病年龄为 20～35 岁的妇女,发病率受性传播疾病(sexually transmitted disease,STD)的影响较大,占女性性成熟人口的 1%～2%。该病国内尚无很明确的、大宗的流行病学资料。2004 年由北京大学第一医院牵头组织的全国 14 家医院3 590 例患者调查显示,该病最常见的检出细菌是大肠杆菌和表皮葡萄球菌,以及淋病奈瑟菌和沙眼衣原体(CT)。国外许多地区的数据显示,淋病奈瑟菌感染和沙眼衣原体感染的发生率都与盆腔炎性疾病后遗症(SPID)发病率相平行。过去 20 年内通过大量研究,主要为淋病奈瑟菌感染引起的急性、有症状的盆腔炎性疾病(PID)逐渐被 CT 或支原体感染的轻、中度 PID 所替代,而且淋病奈瑟菌逐渐对大多数抗生素耐药。西医对于本病治疗原则以抗生素抗感染治疗为主,必要时行手术治疗。

3. 朱氏妇科诊治特色

(1) 朱氏妇科学术思想对盆腔炎性疾病后遗症的认识:女性因有经带胎产特殊的生理特点,经行产后正气不足,胞门未闭易感外邪。朱南孙教授认为盆腔炎性疾病后遗症总的病因病机为湿热和血瘀,日久致虚,病变部位在冲任、胞宫。发病初期因素体虚弱,或房劳多产,或多次流产刮宫,湿热之邪乘虚而入,侵袭机体而发病;湿为阴邪,其性重浊黏滞,困阻气机,影响血之畅行,病久入络,滞而成瘀,因此瘀为其发病过程中的病理产物;湿热、血瘀均为实邪,弥漫日久,阻滞冲任,可导致腹痛、腰酸、带下量多等冲任损伤之象。湿阻可致血瘀,血瘀又影响气机的升降,加重湿阻,湿瘀互结导致病情反复发作,最终发展为正虚邪恋。

(2) 朱氏妇科学术思想对盆腔炎性疾病后遗症的诊疗特色

1) 从、合、守、变,平衡阴阳:盆腔炎性疾病后遗症多有带下量多、小腹疼痛、腰骶酸痛、反复发作等特点,朱南孙教授认为应以"从、合、守、变"之法治疗本病。

从治即从其因从其证从舌脉。辨明发病原因,根据临床症候及舌脉之象,制定治疗原则。朱南孙教授认为本病多由湿热、血瘀引起,故根据病因给予清热祛湿、活血祛瘀治疗。如带下是本病较常见的症状,朱南孙教授用"从治"法治疗带下,认为带下状似动泄,实属湿蕴、瘀阻、癥积,不能用静药盲目去收涩,应以动治动,用利湿、化瘀、消癥法治疗。

　　合治即辨虚实和气血平阴阳。辨明本病属虚属实,平衡机体气血阴阳,多法并用。因本病病情日久损伤肝肾,往往出现虚实夹杂之症,"制其动则静益凝,补其虚则实更壅",宜攻补兼施。如腰骶酸痛是本病后期常见之症,若患者因流产刮宫术后发生本病,应清其邪为先,后攻邪与补虚合用;若患者素体虚弱,经行产后摄生不慎,劳累所致,虽有实证存在,不可一味攻邪,首应补其虚以治其邪。若患者兼有其他疾病,也应多法兼备,最终达到平衡机体气血阴阳之效。

　　守治即守其法守用方守调养。遵循总的治疗大法,方从其法,注重稳定期调养。盆腔炎性疾病后遗症中输卵管性不孕、慢性盆腔痛等占多数,也常因本病导致月经失调,缠绵难愈。根据辨证情况,处方用药不可急功近利,而应缓缓图治。朱南孙教授治疗本病多以3个月为1个疗程,药效平和,缓图其功。对因本病引起不孕症、月经失调、慢性盆腔痛等,常嘱患者冬令服用膏方。朱南孙教授认为膏方的服用对于女性经、带、胎、产、杂病均适用,常较单一中药处方疗效显著。

　　变治即因机而变、因期而变、因需而变。应根据病机的转变,女性月经周期的不同,以及患者的需求遣方用药。女科疾病多与周期相关,对于本病引起月经失调者,应根据月经周期不同阶段气血、阴阳交替转换规律,周期论治;对于本病引起的不孕症,根据不孕症患者不同年龄,制定不同治疗方案。若患者年龄偏大求嗣心切,在复发期先攘外而后安内,在经前、经期清热祛湿、活血调经,在排卵期疏肝理气、通利冲任促孕,根据本病的临床表现,强调辨证论治。

　　盆腔炎性疾病后遗症腹痛常反复发作,清代叶桂在《临证指南医案》中有"夫痛则不通,通字须究气血阴阳"。故应审动静之偏向,使气血阴阳复于平衡。盆腔炎性疾病后遗症常常有复发期与稳定期,即动期和静期。朱南孙教授指出本病治疗在动期病邪较盛,应平衡邪正失衡状态,缓解其症状;在静期应平衡阴阳巩固疗效。

　　2)攻邪勿忘扶正,注重从虚论治:治疗盆腔炎性疾病后遗症,朱氏妇科立足于"攻邪勿忘扶正"的原则,攻补兼施,从"虚"论治。

　　疾病的发生、发展是邪正相争的过程,正邪相互对立,正气具有防御、调节、修复等作用,对于人体有益,而邪气具有损伤、破坏、致病等作用,伤害机体。正气在发病过程中起主导,正气较盛,体质强壮,则不易感邪;正气衰弱,体质羸瘦,则易感邪而发病。

盆腔炎性疾病后遗症在其发展过程中,因湿瘀交结损耗人体气血,病程较长,一些患者病程可达数十年之久,久病多虚,正虚邪恋。朱南孙教授认为,临床本病患者多有胃脘不适,纳呆食少,大便溏薄,腰膝酸软之症,考虑病情日久多伤脾肾,出现脾虚、肾虚之象。治疗需扶正气以疗疾,注重补法的应用。明代黄承昊云:"大凡以药攻病者,去其大半,即宜养正气而佐以祛邪,正气充则邪气自尽。"对于盆腔炎兼脾虚之象者,当以健脾和胃为主;对于盆腔炎兼肾虚之象,当以补肾助阳为主,清代许豫和《怡堂散记》有"善补肾者,当以脾胃求之"。因此调理中焦脾胃可达到脾肾同补之效,朱南孙教授常用参芪四物汤(党参、黄芪、当归、熟地黄、白芍、川芎)加减朱氏盆炎汤攻补兼施,脾肾同治,通过补法应用,扶助人体正气,调和五脏阴阳,祛邪外出,达到有效缓解症状并防止复发的目的。

(3) 朱氏妇科论治盆腔炎性疾病后遗症经验方:朱氏盆炎汤采用蒲公英、红藤、紫花地丁、刘寄奴、延胡索、续断 6 味中药组成,攻补兼施,清中有化,补中有疏。以清热祛湿、疏理冲任治其标,补肝益肾、扶正祛邪顾其本,使祛邪同时利于气血阴阳恢复平衡,邪祛而不伤正,扶正而不助邪。临床加减应用时,出现盆腔炎腹痛较甚可加生蒲黄、血竭末、炙乳香、炙没药增强化瘀止痛之功;出现经行量多加茜草炭、海螵蛸、仙鹤草化瘀止血之品;腰骶酸楚明显加杜仲、金狗脊;带下量多加椿根皮、芡实;若伴输卵管阻塞加桑枝、路路通、王不留行、丝瓜络通络之品;有盆腔包块者多加石见穿、菝葜、皂角刺散结消癥;经前乳胀明显加制香附、川楝子、广郁金疏肝理气;胃脘胀满不适加炒谷麦芽、佛手;大便干结加全瓜蒌、柏子仁润肠通便。

(四) 产后腹痛

1. 概述

女子新产之后,以小腹疼痛为主症者,谓之"产后腹痛"。其中腹痛拒按,乃瘀血作祟,又谓"儿枕痛"。本病相当于西医的宫缩痛。在哺乳时宫缩较明显,每有小腹疼痛,一般可忍受,持续 3～5 天自然消失,不需治疗,属正常生理现象。若小腹疼痛较重,或持续时间较长,则应视为产后腹痛。本病以新产后多见。人工流产、药物流产后的腹痛治疗可参照本节内容。

疼痛较重的产后子宫收缩痛,多见于生育次数多和分娩过程较短的产妇。这是由于经产妇在产后子宫收缩长呈阵发性痉挛状态所致。究其原因,可能是妊娠次数多使子宫肌肉所含的弹性纤维减少,弹性差的结缔组织增多,使子宫肌壁血管缺血,组织缺氧,神经细胞受刺激,以致子宫肌肉的收缩力不正常而出现剧烈疼痛。分娩过程短于 3 小时的急产,因分娩时子宫收缩过程较短,容易引起产后子宫收缩痛。

本病一般不需处理,疼痛较甚,影响产妇休息和睡眠时可适量给予止痛药物,如吲哚美辛栓剂、索迷痛片等。如有胎盘、胎膜残留,应在常规消毒下行清宫术,清除组织物送病理检查,术后抗感染。同时加强产后护理,勿食生冷、辛辣之品,避免风寒。如子宫后倾后屈严重,可膝胸卧位,以利恶露排出,减轻疼痛。子宫腔内有积血,应按摩子宫,排出瘀血。

2. 中医药研究进展

(1)古代对产后腹痛的认识:产后腹痛始载于汉代《金匮要略·妇人产后病脉证治》,此篇中共3条证治,指出了产后腹痛证分血虚里寒、气血郁滞、瘀血内结虚实不同的治疗方法,其所创当归生姜羊肉汤、枳实芍药散、下瘀血汤一直为后世医家所沿用。隋代《诸病源候论·妇人产后腹中痛候》认为产后腹痛之因多责于"脏虚",瘀血未尽遇风冷凝结所致,并有变成"血瘕"之虞。宋代《妇人大全良方》论"产后腹痛,或因外感五邪,内伤六淫,或瘀血壅滞所致,当审其因而治之",并首次提出"儿枕腹痛"之名。由此可见,至宋代,已十分重视血瘀寒凝是产后腹痛的主要病因病机。明代《医学入门》指出,产后腹痛,除瘀血外,更有气虚、血虚之不同。《景岳全书·妇人规》论产后腹痛"最当辨查虚实""血有留瘀而痛者,实痛也;无血而痛者,虚痛也",并告诫不可妄用推逐之剂。清代《傅青主女科》论产后腹痛责之由血虚、血瘀所致,创散结定痛汤、肠宁汤、加减生化汤治疗之。

(2)病因病机:本病主要病机是气血运行不畅,不荣则痛或不通则痛。产后腹痛的发生与新产后子宫缩复及产妇身体状态密切相关。妊娠期,子宫藏而不泻,蓄藏精血,濡养胎儿,随着胎体逐渐增大,子宫渐蓄至极。分娩后,胎儿、胎衣次第俱下,子宫由藏而泻,并有膨满顿呈空虚状态,加之子宫缩复排出余血浊液,子宫在此一藏一泻过程中,气血变化急剧,若产妇体健,多可适应。若产妇素体气血虚弱,或产时失血过多,或产后调摄失当,而致血虚、冲任、胞脉失于濡养,不荣则痛;或子宫余血浊液,因寒致瘀,或气滞血瘀,或胞衣、胎盘残留,冲任脉、胞脉阻滞,不通则痛。常见的病因为气血两虚,瘀滞子宫。

3. 朱氏妇科诊治特色

(1)朱氏妇科学术思想对产后腹痛的认识:朱南孙教授认为,一般产后儿枕作痛,自可毋庸服药。《妇人良方》中有儿枕腹痛之名,谓:"产后儿枕者,乃母胎中宿血也,或因风冷凝滞于小腹而作痛。"盖产后数日内,因怀胎而膨之子宫,由于分娩后,顿告空虚,遂进行收缩,在收缩之时每有隐痛,此为生理自然现象,不作为病。但若在胞宫复原过程中,突受寒冷,以致收缩缓慢,发生疼痛,同时恶露遇寒则凝,排出乏力,阻滞而骤减或停止,即为血瘀,为实证腹痛。或产后下血过多,恶露连绵不断,以致血虚气弱,冲任亏虚,运行迟滞,甚者影响脾胃,食欲不振,运化不健,妨碍气血生化,即为血虚,为虚证腹痛。此两者,皆需用药调治。

（2）病因病机

1）血瘀:产后体虚、血运无力,血行迟滞;或产后血室正开,起居不慎,风寒之邪乘虚入侵胞脉,血为寒凝,气机被阻;或因产后伤于情志,气滞血瘀。瘀血阻滞冲任、胞宫,气血运行不畅,不通则痛。

2）血虚:产时去血过多,或产前素体血虚,复因产时失血伤气,气不足以行血,血不足以荣络,冲任、胞宫失于濡养,不荣则痛。

（3）朱氏论治产后腹痛的治法治则

1）治疗原则:一为温宫祛寒,使寒邪消除,子宫恢复其应有功能。用药如炮姜、陈艾,寒季甚至肉桂都可。二为活血祛瘀,这类药大多能够收缩子宫,使胞宫有力排出瘀血,如蒲黄、川芎、牛膝、五灵脂等。以上两类药配合,能增强对本症的疗效。

2）辨证论治及随症加减:肝肾亏虚加杜仲、川续断、狗脊等调补肝肾;气血虚弱加白术、陈皮、茯苓等健脾已充气血之源,兼外感者加荆芥、防风、防己等祛风解表;肝气郁结加香附、乌药、延胡索疏肝行气止痛;腹痛绵绵加芍药、甘草、川楝子等缓急止痛。

（五）产后身痛

1. 概述

产后身痛是指产褥期内出现的肢体关节酸、痛、麻、重的症状,即俗称的"产后风",目前西医中尚无与之对应的病名,缺乏关于产后身痛现代医学的病因和发病机制的研究,现代临床多采用止痛药或激素治疗,疗效不确切且停药后易复发。中医药对本病的治疗有独到的优势。

2. 中国古代对产后身痛的认识

历代医家多认为产后身痛的病因病机以产时血去致气血亏虚、风寒湿邪乘之为主。本病最早记录于《经效产宝》,书中曰:"产伤动血气,风邪乘之""产后中风,身体酸痛,四肢痿弱不遂"。清代沈金鳌在《妇科玉尺》如是曰:"产后真元大损,气血空虚。"《女科经论》有云:"去血过多,虚而风寒袭之,亦为疼痛。"《傅青主女科》认为本病"乃因产后百节开张,血脉流散,气弱则经络间血多阻滞,累日不散,则筋牵脉引,骨节不利,故腰背不能转侧,手足不能动履"。当代医家则普遍认为产后身痛病属产后血虚不能充养机体,气虚运血无力,血行瘀滞而痛;或产后恶露去少,瘀血内停,不通则痛。朱南孙教授认为本病病机多为本虚而标实,气血不足为其发病的重要内在原因，其多因产后气血亏虚，百脉空虚，筋脉失养即本虚；此时又因外邪入侵，产褥期风、寒、湿邪乘虚而入即标实，针对产褥期特殊的生理病理，以及气血亏虚、外邪内侵的发病机制，朱南孙教授常运用朱氏妇科"通、涩、清、养"四法中的"通""养"二法论治本病。

3. 朱氏妇科诊治的特色

当代多位医家则认为对于产后身痛而言，分期治疗十分重要，可起到事半功倍，早期治疗上应该重视补益气血，以滋养肝肾为主，而后期治疗则应以通络为中心，辨证用药。朱氏妇科的学术主张是治病求本，提倡"冲任以通为用"理论。女子在解剖上有胞宫和乳房，经孕产乳皆受肝肾所统，肝肾协调，则经候如期，胎孕乃成，泌乳正常，故提出"治肝必及肾、益肾须疏肝"，朱南孙教授认为产后身痛多因虚实夹杂，纯虚者并不多见，基于妇人产后"亡血伤津，瘀血内阻，多虚多瘀"的特点，对于产后身痛的治则应遵循"勿拘于产后，亦勿忘于产后"的原则，结合病情的辨证论治。"产后多虚，应以大补气血为主""产后多瘀，当佐以活血行瘀"。因其虚实夹杂，故应标本兼顾，通络兼固本，以奏止痛之功效。

针对产后身痛患者，朱南孙教授拟生化汤加减：当归 24 g、川芎 10 g、桃仁 6 g、炮姜 6 g、川续断 12 g、川杜仲 12 g、鸡血藤 18 g、络石藤 18 g、伸筋草18 g、首乌藤 18 g。

朱南孙教授擅长使用藤类中草药治疗本病，络石藤、伸筋草、首乌藤、鸡血藤等多种药物合用，根据患者病情，重视患者之气血失和、肝肾亏虚之本，同时根据轻重缓急而兼顾祛除风、寒、湿邪而通络止痛。有相关文献研究表明，首乌藤具有养血安神、祛风通络之功效，本药多用于精血亏虚、心神失养引起的肢体关节疼痛伴有失眠多梦、心烦多虑，可随症加味，其善治"络中之气虚"。鸡血藤活血补血，舒筋活络，对风湿痹痛、肢体麻木有良效，可在止身痛的同时养血安神，对血虚血瘀之痛痹效佳，其善治"络中之血虚"。络石藤养肾，主腰髋痛，坚筋，利关节，对于产后身痛患者，本药善治"络中之滞"，止痛效果好，并兼有补益肝肾之扶正作用，凡患者经脉拘挛，不易屈伸，服之均有效。伸筋草舒筋活血，补气通络，治腰痛，关节痛，多药合用共奏活血通络，止痛之效。通络之余不忘固本，产后身痛多虚实夹杂，临床常用当归、川芎、桃仁、炮姜，取其生化汤之意，活血化瘀，温经通络，兹求调冲任，固本止痛。由于产后身痛的临床症状与风湿病较为相似，易造成误治。故治疗因失治、误治而致病情迁延不愈的产后身痛患者，可酌情选用制川乌、制草乌，与固扶正气的药物合用，应该可使临床疗效大大提高。另外朱南孙教授十分重视道地药材的使用、药物的加工炮制方法，以及方药的煎服技巧，认为这是增强疗效不可忽视的重要环节。

朱南孙教授认为对于该病的治疗需要辨证和辨部位相结合,患者因各自体质、分娩环境的不同,临床表现也相异,尤其是疼痛的部位不一。故临床上治疗产后身痛辨证与辨部位相结合十分重要。临证加减时,若病在上肢、颈项,可用桑枝、葛根、桂枝、延胡索;若病在下肢,可用川牛膝、威灵仙;尤以膝关节痛甚者,可用伸筋草;足跟痛甚者,可用独活、首乌藤;若病在腰间,用桑寄生、川续断、杜仲、补骨脂;腰腿痛甚者,可酌情选用制川乌、制草乌。

朱南孙教授用药灵活,精而不杂,善用药对,丝丝入扣,强调疾病有其共性,但亦须重视个体的动态变化。根据产妇多虚多瘀的病机特点,通络不忘固本,"通""养"二法相结合,临证处方多在12~14味药之间,常常是一味两用,或一药多用,在功能上相辅相成,以增强疗效;在药性上相制相佐,以减低毒副反应,中医功底深厚。朱南孙教授治疗本病亦非常重视患者心理调摄,除言语劝导外可根据临床症状酌加疏肝宁心之品,临床往往取得良好的治疗效果。

论子宫肌瘤

1. 概述

子宫肌瘤(uterine myoma)由平滑肌及结缔组织组成,是女性生殖系统中常见的良性肿瘤。临床上,子宫肌瘤已经成为子宫切除的主要原因之一。子宫肌瘤患者经常伴有月经紊乱、月经量多、痛经等症状,甚者影响生育,影响妇女的身心健康。随着健康体检意识的普及,临床发病率逐渐上升并趋于年轻化。在临床上以30~50岁妇女多见,20岁以下少见。大多数患者在绝经后肌瘤会自行萎缩。子宫肌瘤常在患者常规体检中偶然被发现,绝大多数患者早期并无明显症状,故此容易被忽略,还有部分临床患者因为出现明显的月经改变就医而被发现。

2. 中医药研究进展

(1) 古代对子宫肌瘤的认识:中医学中并无子宫肌瘤的病名。但依据其下腹包块固定不移,或胀或痛的特点,将其归属于"癥瘕""石瘕""积聚"等范畴。早在《素问·骨空论篇》:"任脉为病……女子带下瘕聚。"这是本病最早的中医文献记载。《灵枢·水胀》:"石瘕何如? 岐伯曰:石瘕生于胞中,寒气客于子门,子门闭塞,气不得通,恶血当泻不泻,衃以留止,日以益大,状如杯子,月事不以时下,皆生于女子。"其中"石瘕"即癥瘕,提出了感受寒邪,寒凝气滞,经血不得下,留于胞中,日久成癥的病因病机,同时提出癥瘕会影响月经周期的观点。

《金匮要略·妇人妊娠病脉证并治第二十》:"妇人宿有癥病,经断未及三月,而得漏下不止,胎动在脐上者,为癥痼害……桂枝茯苓丸主之。"提出了早孕和癥痕的鉴别要点,以及治疗癥瘕的第 1 个方剂,此方剂目前在临床上的运用非常广泛。

《诸病源候论·妇人杂病诸侯·八瘕候》描述了腹部有结块、小腹疼痛、腰背疼痛等癥瘕的症候,并提出了八瘕:黄瘕、青瘕、燥瘕、血瘕、脂瘕、狐瘕、蛇瘕、鳖瘕。《备急千金要方·妇人方》提出了妇人产后的十二癥病各自的病因病机及相对应的治疗方剂。此外,《三因极一病证方论》《妇人大全良方》《校注妇人良方》《景岳全书·妇人规》等著作中都有对癥瘕的病因病机、治疗的详细记载。

现代各家流派治疗子宫肌瘤多从"瘀"论治,以活血化瘀立法者居多。罗元恺认为子宫肌瘤本质乃虚中有实之证。子宫内长有肿瘤,是癥瘕之一种,属实;但因每次月经出血过多,阴血耗损,往往形成贫血,属虚,治法上应先控制月经过多之标证,进而消散其癥瘕以缓图其本,治则必须攻补兼施,并按月经周期有规律地进行。肖承悰认为气虚血瘀夹痰是子宫肌瘤的重要发病机制,本虚标实为其特点,中医治疗多以活血化瘀消癥为主。哈荔田认为瘕属无形,治疗多以理气止痛为主,不宜峻利破瘀以伤元气;癥为有形之实,治疗多需活血化瘀,软坚破积为主。夏桂成认为"癥瘕"本质是阳虚(本虚)阴瘀内结(标实,痰浊瘀血内结)。夏桂成对子宫肌瘤的治疗提出:调节月经周期的阴阳平衡,即抑阴扶阳兼以祛痰化瘀、散结消癥的大法,而使肌瘤停止生长并慢慢消散。

(2)现代医学对子宫肌瘤的认识:子宫肌瘤发病的相关因素可包括年龄、肥胖、妊娠和流产史、种族、吸烟、饮酒、血压、运动、遗传,以及环境有害因素等,另外宫颈糜烂、代谢综合征、饮食习惯、体质因素等亦增加患病的风险。

相关研究报道说明雌激素升高受情绪变化因素的影响,对于现代女性而言,因为面临工作与家庭等双重压力因素下,容易导致情绪的异常(情绪抑郁等),引起雌激素分泌量增多而产生肌瘤。这项研究也印证了中医理论中"情志为病"的观点。

子宫肌瘤是卵巢甾体激素依赖性肿瘤,在肌瘤组织中发现有雌孕激素受体并明显高于子宫肌肉组织,故分析肌瘤的发生、发展与雌激素孕激素及雌孕激素受体的含量有关。国外大量研究表明,子宫肌瘤瘤体雌激素受体含量与子宫肌瘤的生长速度成正比,雌激素还可刺激子宫肌瘤的增生。基于上述理论,通过应用具有抑制卵巢甾体激素分泌或抑制其作用的制剂,可使肌瘤缩小达到减轻症状的目的。但一般不能使肌瘤消除及根治,往往停药后随体内性激素水平的恢复而有肌瘤复发和再长大的可能。

手术治疗仍然是目前治疗子宫肌瘤的最常用方法。手术方法主要包括:子宫肌瘤剔除术、子宫切除术等。另外还有子宫动脉栓塞术、子宫肌瘤消融术等。

目前常用药物治疗多使用促性腺激素释放激素激动剂：如亮丙瑞林、戈舍瑞林、曲普瑞林等。目前临床多用于术前辅助治疗3～6个月待控制症状、纠正贫血、肌瘤缩小后手术，降低手术难度、减少术中出血、避免输血，对近绝经期患者有提前过渡到自然绝经作用。另外还有米非司酮、三苯氧胺等。

3. 朱氏妇科诊治特色

（1）朱氏妇科学术思想对子宫肌瘤的认识：朱氏妇科自朱小南先生起对子宫肌瘤进行了系统的总结归纳。朱小南先生系统总结归纳八瘕的症状、病因及治疗，总结出古书中八瘕的明确病候及有效方剂。古籍将癥分为血癥、食癥、痃癥、癥痞、肉癥；瘕分为黄瘕、青瘕、燥瘕、血瘕、脂瘕、狐瘕、蛇瘕、鳖瘕，此外还有疝瘕、石瘕二名。这些疾病的形成原因，有以下几点：① 产后受风寒；② 经行时中寒；③ 寒湿下受；④ 产后及经期中饮食寒温失调。朱小南先生认为治疗癥瘕应遵循的原则：① 衡量个人的体力；② 观察病症的深浅；③ 诊断结块的固着与移动，然后确定治疗的方针。不论癥瘕，属有形有质，可用破血消瘀类药物，假使不敢攻下，病不可除。若无形无质，气撑作痛，聚散不常的，当以行气和中为主。朱小南先生临床多沿用古方乌药散、桃仁煎、穿山甲散、干漆散等。

（2）朱氏妇科论治子宫肌瘤经验方：朱南孙教授认为本病之成因甚多，概而言之，外因以风冷寒邪或湿邪、热邪与气血相搏结，气血运行受阻发生癥瘕；内因强调情志过激，气机郁滞，脏腑气血失调，导致"邪气往来，日积月聚，所以成瘕"。病机则认为瘀血内阻是关键，并常常兼夹有痰湿、气郁、正虚。"瘀血"表现出特有的临床症候：瘀血留滞，结为癥积，故下腹部出现肿块，正如王清任在《医林改错·膈下逐瘀汤所治之症目》中说："气无形不能结块，结块者，必有形之血也。"朱南孙教授通过多年的临床观察，发现大多数子宫肌瘤的患者，其舌质淡暗、舌体胖大、舌边有齿痕，脉多沉细或细弦，此乃气虚之征。而月经量多是子宫肌瘤最常见的症状，且伴有头晕无力、小腹下坠、气短懒言等一派气虚证候，概因患者长期失血，气随血耗，而致气虚，审证求因，气虚亦为子宫肌瘤发病机制之一。癥瘕日久，正气本虚，复因患者长期失血，阴血亏虚，气随血耗，又加重气虚，气虚无力行血，又加重血瘀，使瘀结更甚，如此反复，终致虚实错杂。因此，气虚血瘀是子宫肌瘤的重要发病机制，本虚标实为其特点。

癥瘕初起多以实证为主，治疗当以祛邪为主，正如《血证论》曰"故凡血症，总以祛瘀为要"。现代研究也表明，通过中药活血化瘀的治疗，能改善胞宫血液循环，促进肿瘤消散和吸收。然正虚亦是本病的重要病机，癥瘕日久，瘀血内结，血不归经，常可致暴崩不止或淋漓漏下或崩闭交替，日久则致气虚、血虚，甚则气血两虚。可见子宫肌瘤的生长发展也是不断损伤正气的过程。《医宗必读》谓之曰:"积之成也,正气不足,而后邪居之。"因此在投药之时当以祛邪为主,但不宜过度攻伐。正如明代王宇泰所言:"夫瘕者,坚也,坚则难破,非一日之功,若期速效,投以峻剂,反致有误。"因此治疗时一方面活血化瘀、软坚散结促使瘤块消失;另一方面要调整脏腑功能,调理气血冲任,调动机体防御机制,达到扶正祛邪的目的。武之望的《济阴纲目·积聚癥瘕门》云:"善治癥瘕者,调其气而破其血,消其食而豁其痰,衰其大半而止,不可猛攻峻施,以伤元气。宁扶脾胃正气,待其自化。"

朱南孙教授治疗子宫肌瘤首辨虚实,以"实者攻之、结者散之"为治疗大法。根据发病年龄可分为虚实两端,青壮年气血尚盛、肾气未衰、癥结胞中,属实证实体,宜攻为主,即便邪陷较深也能耐受攻伐之药,治以活血化瘀、消癥散结。常用方药(生蒲黄 30 g、丹参 20 g、青皮 6 g)。蒲黄体轻气香,甘缓不峻,有"通经脉,消瘀血"之效。朱南孙教授擅用之,以其生用行气,炒用涩之。是故方中以生蒲黄为君,生用性滑,更善于行血消癥,入血分而行血止血,故为君药。如《本草汇言》曰:"至于治血之方,血之上者可清,血之下者可利,血之滞者可行,血之行者可止,凡生用则性凉,行血而兼消。"丹参、赤芍凉血散瘀,与生蒲黄相配,亦可用于消散肌瘤;三棱、莪术为朱南孙教授常用药对,皆能破血行气,消积止痛,三棱破血力强,莪术破气力宏,两药配伍,消积散瘀力强,是治疗妇人癥瘕积聚之要药;刘寄奴、石见穿也是朱南孙教授常用药对,具有活血通经,消癥止痛之功。与三棱、莪术、丹参、赤芍、生山楂共为臣药,加强活血消癥之力。青皮性烈,疏肝破气,消积化滞。如《本草汇言》:"青橘皮,破滞气,削坚积之药也。"可佐助诸药消散癥积。全方共奏活血化瘀、消癥散结之功。

年近"七七"者,肾气渐衰,肝火偏旺,遵"五旬经水未断者,应断其经水,癥结自缩"的原则,宜攻补兼施,治以清肝益肾,软坚消瘤,但需避免因过用补益之品而致邪气留恋难除。常用验方:紫蛇消瘤断经汤(紫草 30 g、白花蛇舌草 30 g、夏枯草 15 g、旱莲草 15 g、寒水石 30 g、石见穿 15 g、大蓟 12 g、小蓟 12 g、茜草 15 g)。方中紫草、白花蛇舌草、夏枯草、旱莲草四味药配伍,具有平肝清热、消瘤防癌之功效,是治疗围绝经期子宫肌瘤,促其尽早绝经、减少经量、缩短经期之良药。方中以紫草、白花蛇舌草共为君药,紫草凉血活血平肝,根据现代药理学研究证实有明显的拮抗雌激素作用;白花蛇舌草清热解毒,消痈散结,二药相伍,久用可消瘤防癌,促使绝经。寒水石具有清热泻火之功,取其性咸、寒,可疗腹中积聚;石见穿活血化瘀,与夏枯草、寒水石共为臣药;旱莲草为佐使药,清养肝肾;大、小蓟清热凉血止血,可防瘀阻量多,亦可减少月经量。

(3)辨证论治:子宫肌瘤除腹部包块外,出血和腹痛是最常见的症状。朱南孙教授用药体现审因论治，依证择药，讲究药物配伍，尤其喜欢用药对。

1) 止血宜清养通涩：子宫肌瘤出血以经期延长、量多为特点。临床辨证以热、虚、瘀为主，治以清热、调补（肝、脾、肾）、化瘀，以固涩冲任。经行先期、量多，心烦易怒，乳胀拒按，舌红，脉弦，属肝旺血热，宜清热凉血摄冲，用地榆、侧柏叶、椿根皮、大小蓟、生地黄、炒丹皮、茜草。肝旺血热证兼腰膝酸软，神疲乏力，经血或多或少，淋漓不净者，属肾虚肝旺、冲任不固，用地榆、椿根皮、侧柏叶、女贞子、旱莲草、紫草、炒川续断、桑螵蛸、海螵蛸、芡实、莲须、炒淮山药等。神疲嗜卧，气短自汗，面色㿠白，属脾肾气虚，冲任不摄者，多选党参、黄芪、炒淮山药、山萸肉、覆盆子、金樱子、炒川续断、炒狗脊、桑螵蛸、海螵蛸、芡实、莲须等。诸证兼瘀，配焦楂炭、益母草、仙鹤草、蒲黄炭、炒五灵脂、血竭、三七粉、熟大黄炭、炮姜炭。熟大黄与炮姜炭，一凉一温，一走一守，涩而不滞，动而不烈，通涩并举，是瘀血内阻，崩中漏下之良药。益母草配伍仙鹤草，化瘀止血，动静结合，是经期临近，或经行不畅，又恐经来妄行不止之佳品。

2) 止痛需清通疏理：朱南孙教授认为子宫肌瘤多无疼痛，若兼痛多合并炎症或子宫内膜异位症、肌腺瘤，中医辨证属瘀热交阻，冲任气滞，治宜清热化瘀，疏理冲任。一般选用蒲公英、紫花地丁、红藤、败酱草、刘寄奴、血竭、炙乳香、炙没药、柴胡、延胡索等。前壁肌瘤会影响膀胱，出现尿频、短，若为热移膀胱，小便淋涩疼痛，配金钱草、车前草；如属肾虚，则桑螵蛸合金钱草，补涩通利，标本兼顾；若伴腹痛、便溏，配用白头翁汤、香连丸。

3) 按月经周期辨证加减：将近或时值月中，冲脉气盛，肝火始旺，乳胀烦渴，舌红脉弦，宜平肝清热，软坚散结。经前1周，恐经来妄行量多，属肝旺血热，治以清热凉血摄冲；属肝旺肾虚，治以清肝益肾涩冲；属气虚不固，又宜健脾益气，补肾固冲。凡夹瘀，均加活血化瘀药，通涩并举。经净后阴血耗损，又需养肝肾、补阴血、消癥结。

二、学术思想

朱氏妇科学术思想

古人有云:"有一代之政教风尚,则有一代之学术思想。"业医亦如此,朱氏妇科悬壶百年,医人无数,杏林满园,桃李满天,其学术思想沉淀厚重而别具一格。第三代传人朱南孙教授总结前人经验、结合七十余年临床积累,对朱氏妇科学术思想加以总结,得出朱氏妇科学术思想:资天癸,理肝气,经带通调;究奇经,养气血,毓麟之本;君臣精专,佐及兼证,善用药对;诊治妇疾,经孕产乳,适时为贵。

1. 资天癸,理肝气,经带通调

从肝肾论治妇科疾患,是朱氏妇科学术思想之精华。朱南孙教授从肝肾同源及冲任隶属于肝、肾这一生理关系出发,在其先父朱小南先生"肝气不舒,百病丛生,尤以妇人为先"见解的基础上,提出了"治肝必及肾,益肾须疏肝""肝肾为纲""肝肾同治"的妇科病临床治疗学说,贯穿临床实践,并指导后学,自成一派。

朱南孙教授认为,妇女疾患虽与五脏六腑皆有关,然与肝、肾最为密切。肾为先天之本,主藏精而寓元阳,主生殖而系胞胎。女子的天癸来源于肾气,是肾气充盛之后的产物,是促进女子生长发育的重要物质。肾气、肾水充足则精血充足,天癸按期而至,生长发育健旺。妇女经、带、胎、产、乳之生理变化,与肾主生殖的功能健全密切相关。其生殖、生理功能,从七岁肾气盛,二七天癸至,三七肾气平均,直至七七天癸竭,皆受肾气盛衰之主宰。肝为藏血之脏与冲、任、血海有关。其性喜条达,主疏泄,主情志。女子以血为用,其一生中,经带胎产乳,均消耗阴血,故肝经血虚,血海不充,是常见的病理改变。妇女有"善怀多郁"之心理特点,易于怫郁,易致肝郁气滞。气滞则血亦滞,而罹患多病。肝经布胁肋,乳头为其所辖,乳部疾病亦常与肝有关。故历代许多医家,如叶天士等都有"女子以肝为先天"之说。

同时她还认为,肝肾同居下焦,相火寄于肝肾,自古有"乙癸同源"即"肝肾同源"之说,"肝肾乃冲任之本",治疗肝肾失调之妇科疾病应肝肾同治。肝肾为母子关系,肾主闭藏,肝主疏泄。两者同居下焦,两脏俱有相火。肝肾之阴精阴血可以相互为用,肝肾之相火又可以相互影响,故肝肾是同源的。明代医家李中梓《医宗必读》中有"乙癸同源,东方之木无虚,不可补,补肾即所以补肝;北方之水无实,不可泻,泻肝即所以泻肾"之论述,也从一个侧面指出了肝肾同治的论点。肝为刚脏,阳常有余,阴常不足,平日有赖肾水以滋养,柔其刚悍之性;肾为肝之母,肝郁肾也郁。故朱南孙教授提出了"治肝必及肾,益肾须疏肝"的肝肾同治学说。肝旺者,肾常不足,滋肾则所以平肝;滋补肝肾又需配伍疏达肝气之药,以助滋补之力。

女子经带胎产乳受肝、肾所统,在生理上依赖肾气充盈,肝血旺盛。肝、肾协调则经候如期,胎孕乃成,泌乳正常。在病理上肾虚禀赋不足,则脏腑功能、生殖功能发育不全。肝经失调则血海不充,藏血疏泄失司。故在临床上肝肾两脏失调与妇科疾病密切相关。青春少女如肾气虚弱,癸水不足,则冲任失养,难以按月催动月汛,乃至月经失调。成年妇女如肾阴亏损,血衰水亏,或肝血虚少,血海不充,则经来量少,经候衍期,甚至经行闭止。如肝木乏肾水濡养,肝阳肝火遂致偏亢,则经血妄行,经期提前。肝肾封藏失司,则经漏不止。肝郁不疏则经乱,前后不定,经前乳胀,临经头痛。肝郁气滞,气血阻滞则痛经。血滞日久,甚则癥瘕、积聚。妇人胎孕,发端于天癸,凭借于冲任,植根于胞宫,皆赖肝肾精血充养。肝肾精血不充,则胎孕难成。妇女孕胎期,肾气不足系胞无力,或肝血不足无以养胎,则胎漏、胎坠、滑胎。妇女生产多易损伤肾气;或流血过多,肝经血少,肝肾亏损常有腰背酸痛;或阳越阴亏常自汗不止。更年期妇女肾元虚衰,或肾水亏乏,肝火偏亢,冲任不摄,崩漏不止;或肾虚肝郁,阴阳失衡,潮热自汗,忧郁烦躁,诸症迭出。

朱氏妇科辨证用药多体现肝肾为纲、肝肾同治的观点,清代医家尤怡在《静香楼医案》谓:"肝阳盛肝阴虚,吸引及肾,肾亦伤矣。益肝体损肝用,滋养肾阴,俾水木相容,病当自愈。"朱南孙教授辨证用药,依据病情或月经周期变化,或单清不补,或清补并举,总使肝肾水木相滋,平衡协调。常以柴胡、淡黄芩、广郁金等疏肝、清肝方中配以女贞子、桑椹、枸杞子等益肾之品;在滋补肝肾方中少佐青皮、川楝子等疏达肝气之药,并强调经前肝气偏旺,宜偏重疏肝理气调经;经后肾气耗损,宜着重补源以善其本。

她注重肝肾在月经周期中的作用。如患者经前肝气偏旺时,治疗偏重于疏肝理气调经;经后阴血去,肾气偏虚者则着重补益肝肾,以顾其本。对不孕患者,除调理月经外,在排卵期前后,还加用温肾促性助孕之品,如仙茅、淫羊藿、石楠叶、蛇床子等。在治疗各种妇科疾病中,常在疏肝清肝方中加女贞子、枸杞子、桑椹、川续断、桑寄生等补肾药,在补肾方中又常佐疏肝理气之青皮、川楝子。由她所创的"健壮补力膏""怡情更年汤""促卵助孕汤"均为滋补肝肾之良方。其中健壮补力膏方用菟丝子、覆盆子、金樱子、五味子补肝肾、摄精气、固冲任;桑寄生补肝肾、强筋骨;石龙骨补肾强壮;孩儿参补气。广泛运用于肝肾不足、冲任虚损之崩漏、带下、闭经、月经不调、不孕症、胎漏等疑难杂病。而怡情更年汤以滋养肝肾之阴的二至丸为君药,加巴戟天、肉苁蓉、桑椹加强滋补肝肾之力,紫草、玄参清肝降火,淮小麦、炙甘草健脾养心除烦,首乌藤、合欢皮解郁怡神,治疗更年期综合征和其他年龄妇女属肾虚肝旺,症见心烦易怒、胸闷心悸、失眠多梦、烘热汗出等症状往往有奇效;在促卵助孕汤中用女贞子、肉苁蓉、桑椹益肝补肾,巴戟天、淫羊藿补肾壮阳,加参芪四物益气养血调经,辅以石楠叶、石菖蒲、川芎醒脑怡神,共奏益气养血、补肾助精、促卵助孕之效。

2. 究奇经、养气血、毓麟之本

"冲"是冲要之意,脏腑经络之血都归于冲脉,是十二络冲要,故称冲为血海。任脉担任一身阴脉的妊养,又同妇女的妊娠有关,故称任主胞胎。两脉功能病变虽与其他各科都有一定关系,但冲、任两脉皆起于胞中,隶属于肝肾而主司女性生殖生理,与妇科最为有关。宋代陈自明谓:"妇人病有三十六种,皆由冲任劳损所致。"调理冲任为历代医家所重视。

"冲任损伤"在妇科病机中占核心地位,李时珍指出"医不知此,罔探病机"。朱小南先生将冲任与脏腑、气血、其他经络的生理、病理关系结合起来,曾系统地论述了冲任的生理病理,并提出理、法、方、药。朱氏妇科认为冲、任和肾、肝、脾、胃等关系很密切。《难经·三十六难》认为肾的功能是:"男子以藏经,女子以系胞。"清代钱国宾说:"经本于肾,旺于冲任两脉。"肾气盛,然后冲任通盛,方能系胞,冲、任脉于肝脏的关系,肝藏血,冲为血海,肝脏能调节血海的盈亏,肝郁导致气滞血瘀,则影响冲脉。冲、任脉与脾胃的关系,古人认为冲、任脉隶于阳明,血海的充盈,胞胎的供养,都是依靠脾胃腐化水谷,化生气血。在经络方面,冲、任脉和足太阴、足阳明、足少阴、足厥阴等经相联系。推究冲、任脉病变的形成:一是脏腑气血、其他经络的病变影响冲、任脉的功能所致;二是各种致病因素使冲、任脉损伤而影响脏腑、气血和其他经络而产生疾病。还详细总结了调理冲任的常用方药。如补冲脉之气的吴茱萸、巴戟天、枸杞子、甘草、鹿衔草、鹿茸、紫河车、肉苁蓉、紫石英、杜仲;补冲脉之血的当归、鳖甲、丹参、川芎;降冲脉之逆的木香、槟榔;固冲脉的山药、莲子。补任脉之气的鹿茸、覆盆子、紫河车;补任脉之血的龟板、丹参;固任脉的白果。常用治冲、任病的专方,如龟鹿二仙胶,王孟英的温养奇经方,《济阴纲目》中所载有四物汤、茸附汤、断下汤、伏龙肝散、调生丸、秦桂丸等。

朱南孙教授深得其旨,对冲任虚损的研究更趋全面,认为婚久不孕究其病源有邪侵冲任,胞脉阻滞之由;房事不慎易致热瘀交阻,冲任阻塞;闭经尚有肝肾阴虚,冲任不足,血海空虚等,把妇科病机与冲任损伤紧密地结合起来。临症时针对妇女月经周期冲任气血盛衰出现生理性变化的特点,将补充冲任和梳理冲任分类组合,分别施用于月经周期的各阶段,在调理冲任时,对邪留冲任者,治贵在通。如对房帷不慎,或宫内手术而致邪客冲任,湿热瘀交阻胞络的附件炎、盆腔炎用红藤、败酱草、蒲黄、延胡索等组成的蒲丁藤酱消炎汤清热化瘀、疏理冲任。经漏不止,日久冲任必夹瘀阻,治当通涩并用;或先清理胞宫,进而补肾固冲。用药如蒲黄与五灵脂,熟大黄炭、茜草与海螵蛸,三棱、莪术与三七等。对胞络阻塞,输卵管不通而久婚不孕者,其中通络加以补气,以鼓动通络之力。虚损者贵在盛。如对肾气不足、天癸未充,脾气虚弱、化源不足,或房劳多产、肝肾亏损等导致的冲任虚损者,以健脾补肾养肝法调补冲任。针对妇女随着月经周期变化冲任气血盛衰也会出现生理性变化的特点,可将补冲任药和梳理冲任药分类组合,分别试用于月经周期的各个阶段。如对不孕症,氤氲期以巴戟天、肉苁蓉、淫羊藿、枸杞子、菟丝子等以温养冲任,经前期则以柴胡、香附、路路通、娑罗子等疏理冲任。冲任以通盛为贵,任通冲盛,则经孕产乳方可正常。

朱南孙教授认为带脉的病理机制,主要是由于带脉的弛缓,产生各种下陷的症状,一类是带脉虚弱,提系乏力。如带脉虚怠后,任脉亦受其影响,任主胞胎,于是胎元不固,能导致胎漏;带脉弛缓后,小腹内的部分脏器也因此而下陷,如肠下垂成为疝,胞宫下垂成为子宫脱垂等;此外,如带脉失去约束阳明经络的能力,宗筋弛纵,会形成足部痿弱不用的症状。而另一类是痰、湿、寒、热等各种致病因素影响带脉,以至于它的约束能力减退,导致带下的疾患,因此带下病虽以颜色、气味、清浊来辨证定名,但都属于带脉的病变。朱氏妇科认为治疗带下病不论病之新久或带下颜色质味的不同,都宜截止而不宜任其下注,因此使用椿根皮、鸡冠花、海螵蛸等为治带的常用药,使其固约带脉,止其下陷;初起属湿热者则配以苍术、薏苡仁、黄芩、黄柏;秽臭者配以土茯苓、墓头回;久带寒湿者配以艾叶炭、小茴香;阳虚者配以鹿角霜、白蔹;精枯者配以阿胶、鲍鱼汁。朱氏妇科归纳前贤经验,补充一己之得将带脉药分类如下:升提带脉,多选升麻、五味子;固托带脉,多选龙骨、牡蛎、海螵蛸、椿根皮;止带脉之疼痛,多选白芍、甘草;温带脉之寒,多选艾叶、干姜;清带脉之湿热,多选黄芩、黄柏、白芷炭、车前子;补带脉之阴,多选当归、熟地黄。

3. 君臣精专,佐及兼证,善用药对

朱南孙教授临诊,胸有定见,素以师古而不泥古著称。其治方多在 10 味左右,不超过 12 味,组方严谨,味味有据,尤擅用药对,自成特色。女子以血为本,血症中尤以血崩最为凶险,医家每每感到棘手。南山公早年创制出著名治严重血崩的验方——"将军斩关汤",朱小南先生沿用并推广之,认为有"补气血而驱余邪,祛瘀而不伤正"之功。后经朱南孙教授"治血证以通涩并用为宜"的学术经验加以演变,以"失笑散"为君,选择"将军斩关汤"中数味主药,更新为一首具有去瘀生新止血之效,治疗重症崩漏的验方——加味没竭汤,以其独特疗效被纳入国家级科研项目。朱氏处方讲究配伍,或相须相使以增效,或相反相逆建奇功,可谓"游于方之中,超乎方之外"。药味不多,药量适中,依病情而定。如病体急虚,过补壅中,药量宜轻,常用 6～9 g,缓缓进取,渐收功效。朱氏主张择药尽量少用气味难闻、难以入口之品,并告诫学生要全面掌握药性。如苎麻根有养阴清热、止血安胎之效,又有润肠通便之力,尤益于阴虚血热胎漏伴便结不畅之先兆流产者,脾虚胎漏用之无益。再如莪术,有开胃之效,癥瘕、痞结、纳呆者多用。

朱南孙教授学术思想

此外,朱南孙教授虽承家学,但从不囿于门户,涉足杏林七十余载,虚心勤勉,博采众长,在前辈的学术中,又汇入李东垣的脾胃学、朱丹溪的滋阴降火说、张景岳的温阳益肾论及唐容川、王清任的活血化瘀法,并糅合进陈自明、傅青主等临床大师的精髓,熔为一炉。她破除门户,扬长抑短,衷中参西,追求创新,大大地丰富和发展了朱氏妇科。

朱南孙教授熟读经典,通晓现代医理,临证思维活跃,触类旁通,悬壶海上数十载,虚心勤勉,博采众长,在前辈的学术中,又融入李东垣的脾胃学说、朱丹溪的滋阴降火学说、张景岳的温阳益肾论及唐容川、王清任的活血化瘀法,并糅合陈自明、傅青主等临床大师的精髓,熔为一炉。她破除门户,扬长抑短,衷中参西,追求创新,大大丰富发展了朱氏妇科。

1. 衷中参西,务求实效

朱南孙教授虽承家学,但从不囿于门户,曾先后求教于徐小圃、丁仲英、唐吉父等名家。20 世纪 50 年代倡言中西医结合时,朱南孙教授十分尊重向她学习的西医同道,在临诊中时时注意与他们切磋诊治疾病的心得。朱南孙教授认为,医学在发展,中医学应汲取现代科学技术和诊断手段,借以提高临床疗效,并由此探讨中医中药的奥秘。这一思想贯穿于朱氏整个医学实践。朱南孙教授将"治血证以通涩并用为宜"的学术经验加以演变,以"失笑散"为君,选择其祖父所创制"将军斩关汤"中数味主药,更新为一首具有祛瘀生新止血之效,治疗重症崩漏的验方。又同样以"失笑散"为君,配古方"通幽煎""血竭散"中诸药化裁成一首治血瘀型重症痛经的验方——加味没竭汤（即化膜汤），并运用了现代科学方法系统地研究了验方"加味没竭汤"治疗痛经的机制，取得可喜成果。对输卵管阻塞性不孕，朱南孙教授主张整体调节（中医药调治）和局部治疗（输卵管通液）相结合，疗效明显提高。对已用西药调节月经周期，控制出血的子宫肌瘤、子宫内膜异位症的患者，中药则重在化瘀散结；若是功能失调性子宫出血患者，则以固本复旧为法。如此取中西药之长、注重临床实效的精神值得后辈学习。

2. 从合守变，燮理阴阳

朱南孙先生精于临床，善于总结，提出动静乃阴阳之兆，以平为期。朱南孙教授将诊治妇科疾患的要领归纳为"审阴阳，看动静"，作为临证之原则。审阴阳，看动静，是以阴阳两纲为统帅，提纲挈领，执简驭繁；审阴阳，看动静，是辨人体阴阳之盛衰，察气血虚实动静，把脉妇科疾病变化之态势。她将妇科治法的运用精炼为"从、合、守、变"四个方面，以四法为原则，燮理阴阳，贯穿辨证施治。

"从"者，反治也。如寒因寒用、热因热用、通因通用、塞因塞用。若经少、经愆、乳少、经闭，证似静闭，应以动药通之、导之，然审证属精血不足、元气衰惫者，当充养精血，调补元气，以静待动，"血枯则润以养之"，即以静法治静证。再如崩漏、带下、状似动泄，当以静药止之、涩之，究其病因，属瘀阻、癥积、湿蕴，须以动治动，用化瘀、消癥、利湿法治之。

"合"者，兼治也。病有夹杂，动静失匀、虚实寒热错杂，制其动则静愈凝，补其虚则实更壅。朱南孙教授临证寒热并调、七补三消，通涩并举，药应兼用。如治血瘀崩漏不止，以通涩并用调治；体虚证实之癥瘕之证，用攻补兼施，常以莪术合白术，消补相伍，寓攻于补。

"守"者，恒也。对病程较长、症情复杂的慢性疾患，辨证既确，坚守原则，"用药勿责近功"缓缓图治，以静守待其功。如治血枯经闭，以补充经源为先，证不变，守法守方，待经血充盈，出现乳腹作胀等行经之兆时，因势利导，通利经遂。

"变"者，变通也。治病贵在权变，法随证变，并要因人、因时、因地制宜，及时调整治法。如实证痰湿阻络型闭经，先化痰疏络，待湿化痰除，地道得通，邪去正虚，当及时转变治法，或调补气血，济其源流，经水自调。

"从、合、守、变"四法分述有异，皆紧扣病机，寓哲理于医理，管窥朱氏妇科临证经验之丰富。

3. 审慎动静，达于平衡

朱南孙教授临诊圆机活法在握，辨证论治进退有序。朱南孙教授认为动静乃阴阳之兆，阴阳之道，损有余而补不足，以平为期；女子以血为用，气为上帅，贵在调和。朱南孙教授认为诊治妇科疾患的要领归纳为"审阴阳，看动静"，作为临证之原则。审阴阳,看动静,是以阴阳两纲为统帅,提纲挈领,执简驭繁;审阴阳,看动静,是辨人体阴阳之盛衰,在妇科则察气血虚实动静,把握妇科疾病变化之态势,动之疾治之以静药,静之疾加之以动药,动静不匀者,通涩并用而调之,更有动之疾复用动药,静之疾再用静药以疗之。

4. 经孕产乳,适时为贵

朱南孙教授临证施治,强调注意妇女经、孕、产、乳四期变化,以及少年、青年、壮年、生育期、更年期、绝经后等年龄阶段的区别。

认识到期间妇女的生理、病理变化及常见病症具有极大的不同,故用药也具有明显的阶段性。如痛经的治疗需掌握给药的时间性、阶段性。气滞宜在行经前几天有乳胀、胸闷、小腹作胀时服药,疏肝调冲则经水畅行;血瘀者,行经初期,经水涩滞,腹痛夹瘀时,宜活血调经,瘀散经畅,腹痛可消;虚证者,宜平时调补,体质渐壮,即便行经期间不服药,痛经也会渐渐减轻。痛经又有婚前婚后之别,婚前痛经较为单纯,大多属先天肝肾不足,气血虚弱,或寒凝血瘀之类;婚后痛经常夹房事不洁之湿热瘀滞证,治当有别。

三、药对举隅

党参—黄芪

朱南孙教授指出党参、黄芪均有补中益气之用,临床上广为应用。益气以促补血,健脾而助生血,因此在治疗血虚证时,朱南孙教授常用党参、黄芪益气健脾而助血之化生;亦借党参、黄芪健脾培中,益气升阳之力,用于妇科诸疾。凡妇科脾肾气虚所致之经闭不行、月经量少、崩中漏下、子宫脱垂、白带绵绵、胎漏、滑胎等皆为首选。

党参—丹参

丹参一味,功同四物。朱南孙教授认为党参补中气,和脾胃;丹参调经血,祛瘀痛,凉血热,养心神。朱南孙教授临诊活用二药,一补一通,补气活血,气行则血行,气充则血活,宜于气虚血瘀之痛经、经闭、月经过少、产后瘀滞腹痛等。朱南孙教授还指出,丹参尚能凉血安神,又适于血虚血热,心烦不寐等症状,临床应灵活思维,切忌刻板记忆。

熟地黄—白芍

朱南孙教授指出熟地黄与白芍均为滋阴圣品。熟地黄甘温入肾,有补血、养阴之功;白芍能养血柔肝,缓中止痛。朱南孙教授以为女子以肝肾为先天,故以两药肝肾并补,滋水涵木,为补血滋阴、养肝益肾必用之品:静守纯养,滋肾养肝,是肝肾阴虚者之首选,临床常用于肝肾阴虚之月经量少,经闭不行,或血虚之崩中漏下,少腹绵绵作痛等。

当归—熟地黄

朱南孙教授谈及当归,言此药主血分之病,乃补血调经要药,妇科经带胎产皆宜使用。熟地黄补血养阴,填精益髓,乃治阴亏血虚之主药,朱南孙教授取"四物汤"之大意,以当归、熟地黄为药对,当归补血活血、熟地黄养血,为补血养血、调理冲任必用之品。一走一守，通守兼备，当归得熟地黄，不致辛温而动血，熟地黄得当归，能减少其滋腻之性，作为妇科阴血亏虚之血枯、血燥之佳品。

生地黄—熟地黄

地黄首见于《神农本草经》，二药实为同物，因炮制方法不同而药效有所差异，其中生地黄性凉而有寒，善于滋阴凉血，养心肾之阴；熟地黄性味甘温，入肝肾而功专养血滋阴，填精益髓。以此二药为对，一凉一温，共入肝肾，滋阴养血，调理冲任。凡肝肾不足、阴血亏虚而兼虚热之月经失调、不孕症、痛经、胎动不安、更年期综合征等皆可运用，凡血分有热伤阴之人，都可常服。

山茱萸—菟丝子

菟丝子、山茱萸均有甘温酸涩之效，不温不燥，能补能涩，滋面不腻，善补而不竣，益阴而固阳，为补益肾阴肾阳之佳品。朱氏以为二药并用可阴阳双补，补涩兼备，调经促孕，是肾虚冲任不固之胎漏、胎动不安、崩漏、月经过多、经间期出血、带下清稀量多等疾患的首选药，为补肾涩精之佳品。

菟丝子—枸杞子—桑椹

朱南孙教授涉猎医籍无数，总结菟丝子性柔润，平补肝肾而不燥；枸杞子在增强性功能方面具有独特的作用；桑椹能补益肝肾之阴，兼能凉血退热。关于菟丝子、枸杞子合用之举，唐代已见相关记载，李梴《医学入门》中所记录五子衍宗丸即用枸杞子配合菟丝子等做成蜜丸，用淡盐水送服，可治男子阳痿早泄、久不生育、须发早白，以及小便后余沥不禁等。朱南孙教授宗古义并加以创新，以菟丝子、枸杞子配伍桑椹，补而不腻，不温不燥，互相促进，相得益彰，不论肾阴虚、肾阳虚皆可应用，是平补肝肾之佳品。朱氏常在促孕方中使用此药对，补益肝肾，增强性欲。常用于肾虚之月经量少，闭经、不孕或胎动不安等疾病。

淮山药—山茱萸

两药皆入肾经，朱南孙教授取钱乙"六味地黄丸"中淮山药、山萸肉作为补益肝肾常用药对，一入心肝，一入肺脾，既极分明，而气味又融洽，共凑健脾益气，益肾涩精，甘温酸敛，固气涩精，止崩托胎之功。常于脾肾两虚之崩漏、胎漏、胎动不安、带下、产后汗证、经行泄泻等。

肉苁蓉—巴戟天

肉苁蓉长于补肾阳,为补肾阳,益精血之良药;巴戟天补肾助阳,兼祛风湿,为肾经血分之药。朱南孙教授以肉苁蓉、巴戟天相须而下,味厚纯补,温柔多液,温而不燥,入督脉,填肾精,壮肾阳,配伍滋肾药则滋肾,配伍壮肾阳药则兴阳,是补肝肾之要药。朱南孙教授多以此药对治疗下元虚寒之宫冷不孕、月经不调、少腹冷痛等。

仙茅—淫羊藿

此二味药为二仙汤之主药,朱南孙教授以其辛温大热之品,助命火,兴阳事,促排卵,对肾阳虚衰、命火不足之无排卵、排卵欠佳、性欲淡漠等不孕症最相宜。朱南孙教授临床应用以女子月水为期,适逢月中加用本药对,促卵助孕,调经种子。

鹿角片—紫河车

紫河车乃健康产妇的胎盘经加工干燥而成;鹿角为梅花鹿和各种雄鹿已骨化的角,可做鹿茸之代用品,惟力稍弱,两者皆为血肉有情之品,填补奇经精血。以此二药为对,补督滋任,为冲任不足者常用之品。用于肾阳虚衰、精血亏虚之经闭、月经后期、月经量少、宫冷不孕、先天性子宫发育不良、崩漏复旧阶段及带下清稀等,效弘力专,实属佳品。

香附—郁金

香附专入气分,郁金兼入血分,相互为伍,两药兼有疏肝理气、和络止痛之功。香附长于调气活血,清降止痛;郁金行散降泄,性寒清热,既入血分又入气分。朱南孙教授以广郁金与香附配伍,疏肝理气,调经止痛,治疗情志抑郁,气血瘀滞之经前胸乳胀痛,经行腹痛及癥瘕结聚等疾病,效验颇佳。

红藤—蒲公英

两药均具清热解毒之效,善于凉血活血,现代药理学研究亦表明两药均有抗菌消炎镇痛的作用。朱南孙教授临床常以此药对治疗湿热阻滞之盆腔炎性疾病、癥瘕积聚、妇科痛证等,具有解热止痛、促进炎症吸收,缩小包块范围之功。功能清热解毒,化瘀破结。此药对为急、慢性盆腔炎症,输卵管不通的首选之剂。常配伍以败酱草,以增强其疗效。

蒲公英—紫花地丁

二药同具清热解毒、消痈散结之效，蒲公英善治乳痈，兼利湿；紫花地丁能解疔毒、蛇毒。朱南孙教授以此二药相须为用，清热解毒力彰，亦有消散乳癖肿块之功。临床亦常配伍败酱草、红藤，清热解毒，消肿化瘀，常用于治疗热毒之邪致病之白带异常、阴道炎、盆腔炎、子宫内膜异位症、输卵管炎症性阻塞，以及乳痈、热淋等，颇具疗效。

刘寄奴—石见穿

二药均善活血消肿散结，配伍使用，可增强活血通经、消癥止痛之力，治疗癥瘕积聚、血瘀经闭、产后瘀滞腹痛，每每奏效。朱氏还精确辨证，大胆以此药对用于血瘀迫血妄行之崩漏下血，教导后人瘀下则崩漏自止。此外，朱南孙教授结合现代医学，认为此药对具疏通之性，亦可清热消炎，将此药对运用于管性不孕的患者，有助于疏通络道，辅助消炎，颇具疗效。凡盆腔瘀滞癥积者，如巧克力囊肿、子宫肌腺瘤等皆宜。

当归—丹参

当归部位不同，效用各专，主根称"归身"或"寸身"，功善补血；支根称"归尾"或"归腿"，功善破血；全体称"全当归"，有补血活血之效。朱南孙教授亦指出当归为妇科常用调经药，能补血活血，调理冲任，兼有润肠通便的作用。朱南孙教授深谙丹参，善治血分，去滞生新，乃调经顺脉之药也，主妇女崩血之证；或冲任不和而胎动欠安；或产后失调而血室乖戾；或经闭不通而小腹作痛。朱南孙教授时常教导吾辈，女科之疾常以血为病，临床诊疗朱氏常以既能补血，又可活血之全当归与丹参相配伍，养血活血，补中有通，通补结合，为肝气郁滞者常用，治血虚经闭、经少、痛经、产后瘀滞腹痛等，以之用于输卵管通而欠畅之不孕症，有疏通血脉之功，亦为临床所常用。

娑罗子—路路通

朱南孙教授认为娑罗子能疏肝解郁以行滞；路路通辛散苦燥，性平善走。两药同入肝经，并用能疏肝行气，上通乳络，下疏胞络。朱南孙教授常言"通则不痛"，常用此药对治疗输卵管阻塞性不孕、盆腔积聚、气滞血瘀之经少不畅或经闭、乳癖、产后乳汁不下等症见小腹、少腹、乳房胀满疼痛者，屡收显效，为经前乳胀兼有输卵管不通常用之品。经常和川楝子、王不留行配伍，以增强通滞之力。

路路通—广地龙

地龙性走窜,善入络搜邪,疏通胞脉之瘀阻,为通滞常用之品;路路通上通乳络,下疏胞脉。两药配合,经前乳胀兼有输卵管不通者之要药,对经行不畅、闭经、输卵管阻塞不通及经期不慎房帏所致的经淋、腹痛、不孕、乳汁不通等疾病的治疗。

三棱—莪术

三棱偏于破血,莪术长于破气,两者相须配伍,其破血祛瘀、消癥化积、行气止痛之力倍增,朱南孙教授临床以本药对治疗血滞经闭、瘀血阻滞的膜样痛经,以及子宫内膜异位症、子宫肌瘤、卵巢囊肿、癥肿、妇科慢性盆腔炎症等妇科癥瘕病,屡见奇效。因属攻破之剂,虚证慎用。

穿山甲—海藻

二药合用有化痰消结、疏通乳络的功效。临诊朱南孙教授将两药合用,一气一血,增强其行气活血通经,软坚散结之力,常用于治疗经前乳胀伴明显肿块、产后乳汁不下、血瘀经闭、卵巢囊肿、子宫肌瘤、多囊卵巢综合征、排卵障碍性不孕症等,对经前乳胀有明显肿块者尤宜,亦可配合夏枯草,以增强散结之力。

党参—北沙参

《本草纲目》曰:党参、沙参"一补阳而生阴,一补阴而制阳"。二参相伍,益气养阴,宜于气阴两虚之不孕症、子宫内膜异位症、崩漏,以及流产后,癥症术后放、化疗等症状。病后虚羸,神疲倦怠,食少纳呆,咽干疼痛,舌质暗红,苔干少津者,朱南孙教授以太子参配珠儿参,持久服用,效力亦著。

熟地黄—砂仁

熟地黄腻膈,久服滞脾碍胃;砂仁行气调中,醒脾开胃,且引气归肾。两药对用,以砂仁辛散之性既可防熟地黄滋腻之弊,又可引熟地黄入肾,加强滋养肾阴,填精生髓之功。此药对主治血虚、肝肾阴虚而见月经不调、崩中漏下、少腹瘀痛、胎动下血、妊娠恶阻、腰痛、骨蒸潮热等。

菟丝子—覆盆子

菟丝子辛以润燥,甘以补虚,为平补阴阳之品;覆盆子甘酸微温,诸如肝肾,为滋养真阴之药。朱南孙教授以菟丝子补肾固精安胎;覆盆子补益肝肾,固精缩尿;菟丝子、覆盆子相伍,温肾涩精,助阳固脱,能补能敛,对久崩久漏、白带绵绵、子宫脱垂、宫冷不孕、月经不调等属肾气亏损,精血滑脱,需培本复旧者尤佳。菟丝子、覆盆子常伍桑椹、枸杞子,补而不腻,不温不燥,不论肾阴虚、肾阳虚皆可应用,是平补肝肾之佳品。

石菖蒲—石楠叶

朱氏常以石楠叶、石菖蒲相配伍,怡情提神,醒脑开窍。朱南孙教授临诊衷中参西,揣测其可能作用于下丘脑-垂体-性腺轴,促进排卵。对排卵功能障碍,或平素神疲乏力、精神萎靡、记忆力低下、经行头痛者颇效。

石楠叶—蛇床子

朱南孙教授指出石楠叶常用于治疗风温痹痛,腰背酸痛,足膝无力,偏头痛;而蛇床子用于女子宫寒不孕、寒湿带下、阴痒肿痛。古籍中石楠叶单品并无明显温壮肾阳之效,然朱南孙教授临证发现配伍蛇床子用于氤氲之期有促卵助孕之力,若配覆盆子,还能促进性欲,对脾肾阳虚型不孕伴性欲淡漠者,食后性欲增强,助其受孕。但因性味辛热,不宜久服。

桑螵蛸—海螵蛸

二药皆以动物取材,性味功效相似,两者配伍可加强固肾收涩之效,擅固冲止崩、涩精止泄、缩尿束带。朱南孙教授多用于肾虚不固之崩中漏下、带下绵延、小便失禁、大便溏泄等症;朱南孙教授还指出临诊用于活血调经方中,可起固摄冲任、防血妄行之效,组成通涩兼施之方。

川续断—桑寄生

腰为肾之府,肾精充足则腰膝强。两药同归肝、肾经,均可补肝肾、安胎,两者相须为用,固冲任且安胎元,为治胎产、续绝伤、补不足、理腰肾之要药,为妇科诸证所致的肾虚腰脊酸楚、月经过多、崩漏下血、滑胎、胎漏、胎动不安之必选药。

桑枝—桑寄生

桑枝性平,祛风湿而善达四肢经络,通利冲任;桑寄生能补肝肾,养血而固冲任,安胎。朱南孙教授善以古法今用,常以二药用于肾虚输卵管阻塞性不孕,寓通于补,桑枝通络祛湿,桑寄生补肾强筋,常配伍路路通、丝瓜络以补肾通络止痛,疏通络道加强输卵管蠕动功能;若为炎症性输卵管阻塞,则加红藤、蒲公英等,亦治产后、失血后的腰痛肢麻。

首乌藤—合欢皮

二药性味甘平,皆入心、肝二经,二药相合,益肾养血,解郁安神,尤宜于妇人肝肾阴虚,肝郁火旺之心烦失眠、情志不遂、忿怒忧郁、梦扰不宁、头目眩晕者,常配伍淮小麦、炙甘草,治疗更年期综合征。

小茴香—艾叶

朱南孙教授谓其二药均善温经散寒止痛,小茴香属温里药,温经作用较强,而艾叶为治疗妇科下焦虚寒或寒客胞宫之要药,且有温经止血之功,二药配伍,温经散寒,理气止痛之效力彰,朱南孙教授常用于治疗寒凝气滞诸痛证及下焦虚寒之崩漏、月经不调、经行腹痛、宫寒不孕、带下清稀等。

柴胡—延胡索

肝藏血而主疏泄,柴胡、延胡索两药皆入肝经,肝藏血而主疏泄,合用则疏肝理气、活血止痛之效大增。朱南孙教授临床将此药对应用于子宫内膜异位症、盆腔炎、盆腔瘀血综合征等所致之肝郁气滞妇科痛证及乳癖等的治疗,屡屡见效。朱南孙教授亦言,欲达奇效,可配伍川楝子加强理气止痛之功。

泽兰—益母草

两药均为妇科常用药,现代研究表明益母草煎剂、乙醇浸膏及所含益母草碱对多种动物的子宫有兴奋作用,能促进子宫有节律的收缩,朱南孙教授以两者相须为用,活血通络,有活血不伤正、养血不留瘀之特点,常用于治疗血滞经闭、痛经、产后瘀滞腹痛等经产血瘀之证,其活血而不伤正,共奏活血祛瘀通经、利水消肿之效。临床多配川牛膝、卷柏为一组药,用于气滞血瘀之闭经,或催经止孕。

桂枝—鸡血藤

《本草纲目拾遗》言鸡血藤善治"妇人经血不调,赤白带下;妇人干血痨及子宫虚冷不受胎"。朱南孙教授认为鸡血藤补血行血通络,桂枝温经散寒通络,两药配伍,温经散寒,行血散瘀,调经止痛,温补兼通,入养血、通经方中,治疗血虚、寒凝、血瘀所致的闭经、月经涩少、痛经、产后肢节酸楚疼痛、产后腹痛、胞宫虚冷而见胎动不安等症,一旦辨证准确,即可药到病除。

当归—赤芍—川芎

朱南孙教授言当归甘补辛行,既能补血又能行血,补中有动,行中有补,为血中气药及妇科要药;赤芍专入肝经,善走血分,有清热凉血、祛瘀止痛之功;川芎能走能行,活血化瘀的同时又行气祛风。朱南孙教授合用三药,使其行气活血,化瘀止痛之力增强。治疗瘀血阻滞之经闭、痛经、癥瘕积聚、产后恶露不下、瘀滞腹痛等,可见卓效。

白术—莪术

白术健脾强胃,莪术善消痞结,一补一消,一守一攻,攻补兼施,攻伐之时不忘健脾益气,以防攻伐太过,实有取枳术丸健脾益气,攻坚而不伤正之意,每每用于脾虚痰凝血瘀之经闭、卵巢囊肿、子宫肌瘤、子宫内膜异位症,颇有效验。且莪术尚有醒脾消食作用,朱南孙教授常用莪术、白术治疗肥胖闭经,健脾消食、行气消积。

熟大黄炭—炮姜炭

熟大黄炭即大黄炭,有推陈致新,引血归经之力,而无腹痛便泻之弊;炮姜炭长于温经而止血,"守而不走"。两药合用,一寒一热,一走一守,寒热相济,通涩并举,相行而不悖。此配伍是治疗瘀血崩漏、赤带绵延、产后(包括人工流产)瘀阻恶露不绝之良药,为朱南孙教授临床所常用。重用炮姜炭,也用于治脾肾阳虚寒积之腹痛便溏,一般用量 4~6 g。

生蒲黄—三七

朱南孙教授广纳经典,知二药均善化瘀止血定痛,蒲黄甘平,长于收敛止血,兼备活血行瘀之功,为止血行瘀之良药;三七温通苦泄,能散瘀止血活血,具有止血而不留瘀,化瘀而不伤新血之特点,有"止血神药"之称。朱南孙教授以两药相须使用,化瘀止血之力更显,止痛之效更佳。临床上用于治疗无论瘀滞与否之出血证、气滞血瘀之癥瘕、痛证等,屡收奇效。

青皮—陈皮

青皮性烈,偏于疏肝破气,消积化滞;陈皮性缓,偏于健脾行气,燥湿化痰。肝脾同调,消胀除积,理气止痛,化湿祛寒。常用于治疗妇人肝脾不和之痛经、经前乳胀、经行腹泻、乳痛肿痛,以及痰湿阻络之不孕、癥瘕等。

制香附—川楝子

香附辛平微苦,理气解郁,调经止痛,乃气病之总司,女科之主帅,配川楝子,尤善治妇科肝郁气滞所致诸症,朱南孙教授言香附辛香入肝,能散肝气之郁,为疏肝理气解郁首选药,川楝子苦寒降泄,与香附相配伍,取其条达肝气,疏泄肝经火热之效,善治妇科肝郁气滞所致诸证,如月经不调、痛经、胁肋疼痛、乳房胀痛、癥瘕疼痛等。

赤小豆—绿豆

赤小豆清热利水解毒,性善下行;绿豆清热解毒,皮胜于豆。常配料豆衣(又名稆豆衣,补肾阴而养血平肝,清虚热而止盗汗),三豆合用名"扁鹊三豆饮"。临诊朱南孙教授常用本药对,意在取其补肾健脾利湿之功,用于妇人面部色素沉着之雀斑、先兆子痫、妊娠恶阻等属肝旺血热、湿热内蕴、冲脉气逆者。

大蓟—小蓟

大、小蓟均入血分,俱能清热凉血,祛瘀止血,散瘀解毒消痈。现代研究亦表明两者能显著缩短凝血时间。朱南孙教授以两药相须为用,取其清热凉血,祛瘀止血之功,临床用于治疗血热有瘀之崩漏下血、月经过多、经行吐衄等,屡见奇效。

炙甘草—淮小麦

朱南孙教授取《金匮要略》中甘麦大枣汤之要义,结合药物性味归经,淮小麦味甘,养心阴而安心神,炙甘草和中缓急,常常两药配用,并联合首乌藤、合欢皮、茯苓、茯神等治疗心气、心阴不足症见神志不宁、烦躁失眠、自汗、盗汗、骨蒸劳热者,如更年期综合征、脏躁、经期烦躁少寐等,临床收效甚好。

黄连—吴茱萸

吴茱萸辛苦、大热,疏肝暖脾善解厥阴之滞,消阴寒之气,但配黄连之苦寒,辛开苦降,寒热并调,相反相成,临床用于治疗妊娠早期因肝旺冲脉气逆,胃失和降之恶阻,经行呕吐等。

茯苓—茯神

茯苓甘补、淡渗,作用平和,无寒热之偏,利水而不伤正气,补而不滞,泻而不峻,为健脾渗湿要药;茯神性能同于茯苓,专治心神不宁、惊悸、健忘等。茯苓与茯神合用,健脾渗湿、宁心安神之效倍增,朱南孙教授多将此药用于妇科诸证属气血不足,心脾两虚,症见神疲、纳呆、心悸、少寐、健忘者。以朱砂拌用,可增宁心安神之效。

知母—黄柏

朱南孙教授深悟知母为肾经气分药,既清热泻火以清实热,又滋阴润燥而退虚热;黄柏则是肾经血分药,亦为实热虚热两清之品。朱南孙教授云:两药相须而行,同入肾经,有清热利湿、滋肾泻火之功,故可治疗湿热壅盛之盆腔炎症、肝肾虚型之不孕症,对其中基础体温呈高温双相者尤其适用。另外,朱南孙教授指出此药对还可用于肝肾阴虚之更年期综合征,养阴清热,潮热盗汗者尤佳。

黄柏—椿根皮

黄柏善清泄下焦湿热,为实热、虚热两清之品;而椿根皮味苦涩,性寒,故清、涩两效兼而有之。朱南孙教授认为苦能燥湿,涩主收敛,寒能泄热,两药相合清热燥湿,收敛固涩之力强,为治疗湿热带下,阴痒,赤白带下,血热崩漏,月经过多之常用药。朱南孙教授亦重视衷中参西,博览文献,深悟现代医学研究提示两药均有不同程度地抗菌消炎作用,久崩久漏则极有可能发生阴道炎、盆腔炎等,临床诊疗中,以此药对共同发挥燥湿止血、抗菌消炎的作用,药精而专。

紫草—白花蛇舌草

紫草咸寒,清热凉血;甘寒,清热解毒。现代有研究表明紫草中提取的紫草素及石油醚部分有抗肿瘤作用;白花蛇舌草苦寒,清热解毒作用强,近年来利用其清热解毒之功效,已广泛应用于各种癌症的治疗。朱南孙教授指出,两药作用部位主要为下焦,合用则凉血活血,解毒消痈之效佳,为更年期肾虚肝旺型子宫肌瘤、经前乳胀、月经过多之常用药。朱氏妇科经验方——紫蛇消瘤断经汤,正是以本药对为君,意在断其月事,防经复来,减少刺激子宫肌瘤生长的诱因,从根本病因上消瘤防瘤,临床应用屡获奇效。

紫石英—寒水石—白花蛇舌草—花蕊石

朱南孙教授认为紫石英性温,善暖胞宫;寒水石、白花蛇舌草性寒,可清热解毒;花蕊石味酸、涩,性平,能化瘀止血。四药配伍,温补之中寓于清泄,软坚散瘀之时未忘补益,亦属本家自拟经验方紫蛇消瘤断经汤的重要组成部分,常用于治疗肾虚血瘀复感湿热外邪之本虚标实之围绝经期妇女子宫肌瘤、子宫肌腺症,以及妇科癥肿等疾病,仍有月事者,欲断其经血;已然断经,则防其复来。

白术—白芍

朱南孙教授言:白术甘温益脾气,苦温燥脾湿,脾健则水湿可化;白术尚可固表止汗、益气安胎;而白芍味酸,敛肝阴而养血柔肝,为妇科常用要药。朱南孙教授指出,二药皆为补养中焦脾胃之药,白术性温,补脾之阳气,燥湿助运;白芍性凉,主收脾之阴气,泄肝之阳邪。朱南孙教授借二药一温一凉之性,养中焦,调气血,助运化,亦可配伍白茯苓成"三白汤",不仅能调经止崩、补养气血,还有美白润肤之奇效。

地榆—侧柏叶—椿根皮

《本草纲目》言:"地榆,除下焦热,治大小便血证。"朱南孙教授认为,地榆其性下降,故宜于下焦之便血、痔血、崩漏下血;侧柏叶善清血热,有凉血止血之功;椿根皮"主女子血崩,产后血不止",清热燥湿,收敛固涩。朱南孙教授详参古义,以三药相须为用,使其收涩止血之功大增,清热凉血之力骤显。用于治疗妇人月经过多、血热崩漏、赤白带下、产后恶露不尽等疾病,效果显著。

狗脊—威灵仙

二药皆为能走能行之品,善于祛风湿,狗脊亦有补肾强腰之功,威灵仙具有通络止痛、消痰散积之效,能宣通十二经络。朱南孙教授合用二药,使其走窜之力更强,又不失补益之功,用于治疗肾虚兼夹风寒湿邪型月经不调、癥瘕积聚、带下量多所致之腰膝酸软、关节痹痛、经行身痛等症,每有奇效。

川楝子—王不留行—路路通

朱南孙教授道其心得:川楝子主入肝经,行气止痛,疏肝泄热,如《本草纲目》云:"楝实,导小肠膀胱之热,因引心包相火下行,故心腹痛及疝气为要药。"王不留行走血分,走而不守,行而不留,如《本草纲目》所言:"王不留行能走血分,乃阳明冲任之药,俗有'穿山甲、王不留,妇人服了乳长流'之语,可见其性行而不住也。"路路通能通十二经穴,《本草纲目拾遗》谓之"辟瘴却瘟,明目除湿,舒筋络拘挛,周身痹痛,手脚及腰痛,焚之嗅其烟气皆愈"。三药合用,行气活血,通络,为朱南孙教授治疗输卵管性不孕之佳配,临床上每见奇效。

麦冬—五味子

朱南孙教授熟稔五味子具有上可敛肺止咳,下能补肾固脱,内兼益气生津、宁心安神,外达收敛止汗之功效;深谙麦冬长于滋养胃阴,兼具润肺清心之力。朱南孙教授谓其两药皆入心经,有养阴生津润燥之功,善清心而除烦热,常用于治疗妇人围绝经期综合征,症见潮热汗出、烦躁、心悸、失眠、健忘、口干多饮等,药精而力弘。

皂角刺—菝葜

朱南孙教授常将二药配伍使用,治疗毒瘀交结之癥瘕、积聚或输卵管阻塞性不孕,疗效显著。朱南孙教授认为,皂角刺善散腹内肠脏之疮,其味辛而温,兼能通上下诸窍。正如《本草纲目》所载:"治痈肿,妒乳,风疬恶疮,胞衣不下,杀虫。"《本草求原》所言:"能出风毒于血中,治风杀虫,破散痈疽恶疮,腹内肠脏生疮。"而菝葜善解毒消痈,《本草纲目》指出其"治消渴,血崩,下利",是为朱南孙教授用药之古义。

乌药—小茴香

乌药、小茴香性味辛温,辛而走散,温而能缓。朱南孙教授以此二味合用,相辅相成,则辛散行气之力更强,温经散寒之效更彰。针对性治疗阳虚宫寒或寒凝气滞之痛经、不孕,以及产后腹痛等妇科疾病,效果显著。

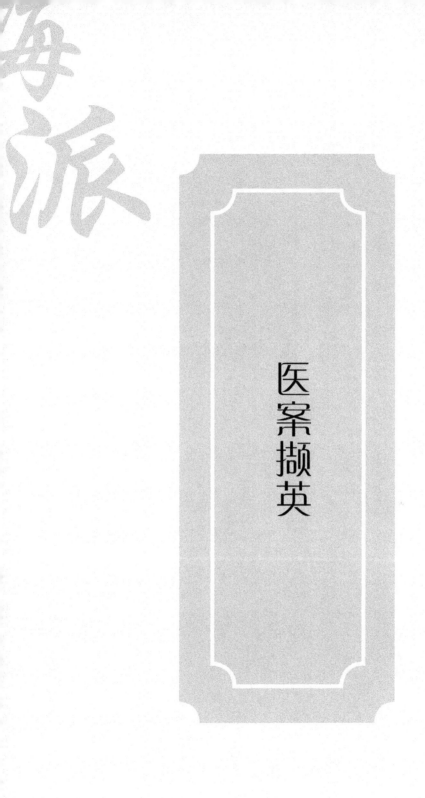

医案撷英

一、月经病

凡是月经的周期、经期或经量异常,或伴随月经周期或绝经前后出现一系列症状的病症,统称为月经病。而月经不调是指月经周期异常、经期异常、经量异常的一类病症,病因病机也复杂多样,多与脏腑、气血和冲、任二脉功能失调有关。叶天士《临证指南医案》中指出:"女子属阴,以血为主,故女科治法,首要调经。"

月经过少(4 例)

月经过少,是指月经周期基本正常,月经量明显减少,少于平时正常经量的1/2,或不足 30 mL;或行经时间不足 2 天,甚或点滴即净,持续 2 个周期以上者。

月经过少成因复杂,多见于人工流产或药物流产术后,使用减肥药物,经期不注意卫生,临经涉水,饮食不节,以及精神心理因素,如工作紧张、精神抑郁、过度劳累等。月经过少也可以为某些妇科炎症或内分泌疾病的一个症状,如多囊卵巢综合征、甲状腺功能亢进、卵巢早衰、高泌乳素血症、慢性盆腔炎、宫腔粘连、先天性子宫发育不良等。

中医对于月经过少的认识,早在晋代王叔和《脉经·平妊娠胎动血分水分吐下腹痛症》中即有"经水少"的记载。历代医家多有论述,《景岳全书》有"经血为水谷之精气……妇人则上为乳汁,下归血海而为经脉""女人以血为主,血旺则经调而有子嗣,身体之盛衰无不肇端于此。故治妇人之病,当以经血为先"和"唯脏腑之血,皆归冲脉,而冲为五脏六腑之血海,故经言太冲脉盛,则月事以时下,此可见冲脉为月经之本也。然气血之化由于水谷,水谷盛则血气亦盛,水谷衰则血气亦衰"的论述。明代万全《万氏妇人科·调经章》结合体质虚实,提出"瘦人经水来少者,责其血虚少也,四物人参汤主之""肥人经水来少者,责其痰碍经隧也,用二陈加芎归汤主之"。

总结起来,本病病机有虚有实,而虚多实少。虚者多因精亏血少,冲任血海空虚,经血乏源。禀赋虚弱,或房劳多产伤及肾气,以致肾气不足,精血不充,经血化源不足;素体血虚,或久病伤血,则营血亏虚,无血可下;素体脾虚,饮食、劳倦、思虑伤脾，化源不足，遂致月经量少。实者多由瘀血内停，或痰湿阻滞，冲任壅塞，血行不畅而月经少。感受寒邪，寒客胞宫，血为寒凝；或素多忧郁，气郁血滞，均使冲任受阻，血行不畅致经行量少；素多痰湿，或脾失健运，聚湿生痰，痰阻经脉，血不畅行，经血受阻而经行量少。

临诊还应掌握其病机转化，注意虚实夹杂，如肾虚血瘀，肾虚痰湿，气虚血瘀等。本病伴见月经后期者，常可发展为闭经，应予以重视。

朱南孙教授治疗月经过少，采用益气养血，扩充经源；活血利水，引血下行；重视肝肾，周期治疗的方法。女子月经是否正常来潮，与气血的盛衰密切相关。气血充实，血海满盈，则经水自调，按月来潮；反之，若血海不充，经源缺乏，就会出现经水量少而色淡，经期缩短，月经逾期不至，甚至经闭不行的症状。朱南孙教授临诊非常重视气血虚损这一病机变化在月经失调疾病中的作用，认为"经水源于水谷精气，生化于脾，藏受于肝，施泄于肾。脏腑安和，血海充盈，经水自调。"她遇到闭经、月经后期、经量减少等患者，首先询其有无失血、耗伤气血之病史，辨其有无脾胃损伤、气血乏源之证候。朱南孙教授认为，禀赋不足，幼年经水过多而失血；分娩、人工流产等手术致冲任受损，气血受损而匮乏；脾胃素虚，健运失职或情怀不遂，肝郁犯脾致气血乏源，都能导致冲脉空虚，血海不满而月经量失调。其治疗不宜见涩而用攻破之药，应以充养经源为治本之道，气血得养，经源得以扩充，月水自通。

《丹溪心法》所云："经水涩少为虚为涩，虚者补之，涩者濡之。"朱南孙教授临床常用参芪四物汤益气补血，然气血生化，源于水谷，水谷纳化又赖脾胃之健运。对此类患者，朱南孙教授犹重调理脾胃之功能，黄芪四物汤方中加用健脾和胃的淮山药、陈皮、山楂、神曲、木香等，待气血充足之时，方予泽兰、益母草行血利水、川牛膝引血下行，生蒲黄通经活血以催经，始能获效。且因肾主生殖，肝为藏血之脏，肝肾同源，朱南孙教授在月经各期都围绕补益肝肾，调整肝肾功能为治，且因时制宜、辨证施治，若经后期着重补益肝肾，或合健脾益气之法；经前期重疏肝理气以调经，对肝火偏亢者，则重益肾平肝清热；而在月经期则以通经、调经，改善经期症状为主。朱南孙教授治疗月经病善用血分药，她除了以四物汤、丹参为调经主方外，临诊须根据病因、病机变化加减变通。

案1. 胡某，女，37 岁，已婚。

【初诊】 2007 年 10 月 13 日。

现病史： 患者平素月经规则，行经量中，约四天净，经行无不适。半年余前但因家事而致情志不畅，经量逐渐减少。末次月经：2007 年 9 月 23 日，初始两日,每日经量不满 1 片卫生巾,后 2 日甚则点滴即净。今年曾因经量减少求诊于西医院,服西药雌激素调经,未效。

舌脉:舌淡暗,苔薄黄腻,脉弦细。

辨证:肝旺瘀阻气滞。

治则:疏肝理气通滞。

方药:

当归 30 g	赤芍 15 g	丹参 30 g	牡丹皮 15 g
生蒲黄 15 g	制香附 12 g	川楝子 12 g	生地黄 12 g
熟地黄 12 g	泽兰 12 g	益母草 20 g	红花 15 g
马鞭草 15 g			

×12 剂

【二诊】 2007 年 10 月 27 日。

末次月经:2007 年 10 月 22 日,药后经量较前明显增多,接近发病前之月经量,经行略有腹痛腰酸,4 天净,舌淡暗,苔薄黄腻,脉细软。经后拟清养肝肾,疏理冲任。

方药:

当归 30 g	丹参 30 g	生地黄 12 g	熟地黄 12 g
白术 9 g	白芍 9 g	枸杞子 12 g	女贞子 12 g
菟丝子 12 g	川续断 12 g	桑寄生 12 g	柴胡 6 g
川楝子 12 g			

×12 剂

【按】 肝为藏血之脏,与冲任血海有关,其性喜条达,主疏泄,主情志。月经的正常来潮,与肝气的条达疏畅有密切的关系。肝气郁结,疏泄失常,气郁血滞,使冲任受阻,血行不畅致经行量少,用四物汤益气养血,牡丹皮、生地黄清热养阴,川楝子、制香附清肝火、散郁结,并加入生蒲黄、丹参、红花活血通经,泽兰、益母草、马鞭草活血利水之剂。如此则经化有源,肝气疏而郁结散,气血通畅,经来顺畅。二诊值经后,因经血刚净,阴血去,肾气偏虚,患者常血海空虚,胞宫在肾气作用下要行使"藏精而不泻"之功能,则着重补益肝肾,以顾其本,为下次行经提供经源,故宜补益肝肾或合并健脾益气,以补气养血为主。遂加入枸杞子、女贞子、菟丝子、川续断、桑寄生补肝肾,强腰膝;白术、白芍健脾益气,加强补益之功。

案 2. 王某,女,25 岁,未婚。

【初诊】 2006 年 2 月 11 日。

现病史：患者既往月经规则，2003年因节食减肥出现经水失调，每转量少，近一年尤甚，点滴即净，且引起面部痤疮频发，面色晦暗，皮肤科治疗无改善。末次月经：2006年2月7日，已净。现正常饮食，月经量未有好转。

舌脉：脉细软，舌淡红，胖有齿印，苔薄腻。

辨证：脾虚血少，虚火旺盛。

治则：健脾养血清热。

方药：

当归 15 g	白术 9 g	白芍 9 g	生地黄 9 g
熟地黄 9 g	陈皮 6 g	赤小豆 15 g	绿豆 15 g
黑豆 15 g	生甘草 6 g	金银花 12 g	生薏苡仁 15 g
泽泻 12 g			

×12 剂

【二诊】 2006年4月1日。

末次月经：2007年3月7日，量较前增多，经前面部痤疮减少，舌脉详情如前。证属阴血不足，冲任血虚，治拟养血调经。

方药：

当归 20 g	丹参 20 g	生地黄 9 g	熟地黄 9 g
赤芍 15 g	川芎 6 g	赤小豆 15 g	绿豆 15 g
黑豆 15 g	莪术 9 g	白术 9 g	制香附 12 g
川楝子 12 g	川续断 12 g	川牛膝 12 g	

×12 剂

【按】《景岳全书》有云："经血为水谷之精气……妇人则上为乳汁，下归血海而为经脉……然气血之化由于水谷，水谷盛则血气亦盛，水谷衰则血气亦衰。"患者因过分节食，脾失健运，气血失养，生化乏源，血海空虚，无血可下，故见经行量少、面色不荣。且患者病程日久，久病阴血亏虚，虚火旺盛，则面部痤疮频发。治当清热健脾，养血调经。初诊拟当归、熟地黄滋养阴血，白术、白芍健脾益气，生甘草、金银花、生地黄清热，陈皮理气健脾。《素问·刺热篇》："肾热病者，颐先赤。"肾热者，可见经前风疹块、经前痤疮，或属于雄激素过多的多囊卵巢综合征患者，有颐赤、痤疮、红疹多在此部位。治宜清下焦热，泻肾中之火。朱南孙教授发挥"扁鹊三豆饮"治疗功效，将赤小豆、绿豆、黑豆作为调经兼能治疗面部痤疮常用药组，临床用之十分有效。二诊值经前，加用丹参养血活血通经，莪术配伍白术，消补相伍，为朱南孙教授治疗脾虚经闭的常用药对，制香附、川楝子疏理冲任，川牛膝行血利水通经。诸药合用使血海充盛而经水自行，如此则效显患欣。

案 3. 沈某,女,32 岁,已婚。

【初诊】 2006 年 2 月 8 日。

现病史: 患者既往月经规则,然四年前自然流产后月经量渐减,经色暗淡,二三日即净,末次月经:2006 年 2 月 4 日,已净。生育史:0-0-1-0(2002 年自然流产)。曾行 B 超检查未见明显异常。形体肥胖,平素畏寒,大便干结,数日1 行。有类风湿关节炎史,每于行经后关节重着疼痛感加重。

舌脉: 舌暗偏红,胖有齿印,苔薄黄腻,脉弦细,尺弱。

辨证: 肾虚血少,脉络失和,冲任不足。

治则: 补肾养血活血,疏理冲任。

方药:

党参 15 g	丹参 15 g	黄芪 15 g	当归 20 g
赤芍 15 g	熟地黄 12 g	鸡血藤 15 g	虎杖 15 g
巴戟天 12 g	淫羊藿 12 g	肉苁蓉 12 g	川楝子 12 g
川牛膝 12 g			

×12 剂

【二诊】 2006 年 3 月 22 日。

末次月经:2006 年 3 月 13 日,经水推迟 1 周来潮。经量较前稍增多,初起色暗,后转鲜红,大便通畅,经后关节痛好转,有痰不易咳出,胸闷。舌暗红,苔薄腻,脉细。证属脾虚冲任血少,痰湿阻络,冲任气机不利,治拟健脾化痰,养血活血,疏理冲任。

方药:

制南星 9 g	制半夏 9 g	苍术 9 g	柴胡 6 g
广郁金 9 g	丹参 20 g	赤芍 15 g	牡丹皮 12 g
红花 12 g	巴戟天 15 g	肉苁蓉 15 g	

×12 剂

【按】 患者素体亏虚胞脉无以系,故而发为流产,流产后冲任受损,精血衰少,故见经行量少色暗,遂首诊予圣愈汤补养气血,血海充则经水自行;肾气亏虚,温化失职,故见畏寒,气虚推动无力,痰湿阻滞,症见体丰,大便干结,关节失煦;加之经后血脉空虚,筋失濡养,遂每于经后关节重着疼痛;方中加用巴戟天、淫羊藿、肉苁蓉补益肾气,起温肾涤痰之功,肉苁蓉兼可润肠通便,鸡血藤、虎杖养血活血、疏利关节,川牛膝引药下行。诸药合用,益气养血,补肾填经,使血海充盈而经水化生有源,不妄动活血之品然又能达通经之效,此其用药之妙也。

　　经治后患者气血充养,肾气得充,温煦经脉,痰饮自化,筋骨疏利,则二诊诸症好转,然冰冻三尺,非一日之寒,患者久病脾肾俱虚,脾为生痰之源,脾虚痰阻,结于胸间,胸闷不舒,气虚推动无力,有痰阻于喉间而难于咳出,故二诊宗前法加强健脾涤痰之功,加用同时制南星、制半夏、苍术化痰消痞,柴胡、广郁金疏理气机,同时仍保留丹参、赤芍、川牛膝养血活血通经,使气行水行血行,已达脏腑和顺,络道通畅,而奏其效。

　　案 4. 李某,女,35 岁,未婚。

　　【初诊】 2009 年 1 月 13 日。

　　主诉: 月经量少半年余。

　　现病史: 患者既往月经规则,初潮 12 岁,经期 5～7 天,周期 30 天,量多,无痛经。生育史:0－0－0－0。否认性生活史。末次月经:2009 年 12 月 29 日,周期 4 天,伴痛经。半年前因工作劳累后出现月经量减少,仅如从前 3/5 量,伴痛经,经后时有腰酸乏力,夜间潮热盗汗时有口苦,二便尚调,寐欠佳。

　　辅助检查: LH 16.73 mIU/mL,FSH 22.21 mIU/mL,E$_2$ 24 pg/mL,孕酮(P) 0.2 nmol/L,T 0.44 nmol/L,泌乳素(PRL) 5.7 mmol/L(月经第 3 日测)。

　　舌脉: 舌暗红,苔薄腻少津,右脉沉细,左脉弦细。

　　辨证: 肝旺肾虚。

　　治则: 平肝益肾。

　　方药:

党参 20 g	丹参 20 g	当归 20 g	牡丹皮 15 g
钩藤 12 g	首乌藤 20 g	合欢皮 12 g	桑寄生 12 g
淮山药 12 g	柴胡 6 g	延胡索 6 g	

×12 剂

　　【二诊】 2009 年 1 月 24 日。

　　末次月经:2008 年 12 月 29 日,经期将近,腰酸甚,心烦易怒,大便溏薄。舌暗,苔薄腻少津,脉细软。证属肝旺肾虚,肝气乘脾。治拟健脾益气,平肝益肾。

　　方药:

党参 15 g	丹参 15 g	当归 20 g	陈皮 5 g
莪术 9 g	白术 9 g	柴胡 6 g	延胡索 6 g

| 川楝子 12 g | 川续断 12 g | 川牛膝 12 g | 淮山药 12 g |

×12 剂

【三诊】 2009 年 2 月 7 日。

末次月经：2009 年 1 月 26 日，经前小腹隐痛，经量稍增。大便仍不实，腰背酸楚。舌暗，脉细软。经后治拟养肝益肾，调补冲任。

方药：

党参 20 g	白术 9 g	茯苓 12 g	淮山药 12 g
山萸肉 12 g	菟丝子 12 g	枸杞子 12 g	川续断 12 g
杜仲 12 g	狗脊 12 g	茯神 12 g	淮小麦 30 g

×12 剂

【四诊】 2009 年 2 月 21 日。

上药服后带下量少，神疲乏力，腰背酸楚，略有小腹坠胀，心烦夜寐欠安。舌暗偏红，苔薄，脉细软。证属脾肾两虚。治拟健脾益肾。

方药：

党参 20 g	白术 9 g	茯苓 12 g	淮山药 12 g
山萸肉 12 g	菟丝子 12 g	枸杞子 12 g	川续断 12 g
杜仲 12 g	狗脊 12 g	茯神 15 g	茯苓 15 g

×12 剂

后嘱患者原方持续服用，半年后患者随访诉经量较前明显增多。

【按】 月经涩少，如无腹痛腹胀及色紫黑瘀块的征象，多属虚证。《丹溪心法》谓之："经水涩少为虚为涩，虚则补之，涩则濡之。"盖血海不充，经源缺乏，经水量少，经期缩短，实属自然。盖当此景，不宜妄事攻伐，应以养癸水、冲经源为治本之道。经水之调，故赖乎肝、脾、肾等脏器之调和，本例患者右脉主肺、脾、命门，右脉沉细，则脾肾两虚；左脉主心、肝、肾，左脉弦细，口苦，又见舌暗红，有瘀紫，则为心肝火旺之象。证属肝肾阴虚，虚火旺盛，肾气不足，如是日久，更见肾虚之象，腰酸乏力等症状日显。结合患者辅助检查可诊断为现代医学之"卵巢储备功能不全"，所幸患者病程尚短，投以益肾平肝之法，往往收效颇验。治疗时投以补肾固本之药，兼以柴胡、延胡索疏肝理气。二诊时，已见其效，且周期将近，故去除固摄之品，以培本调经为主。又因患者大便溏薄，此乃肝气乘脾之象，治当益木扶土。三诊时，经量已增，其效大显，经期结束，正是培本之机。如是观之，症情虽简，证情却繁，治宗权衡规矩，急治其标，缓治其本，先标证已除，当徐徐图之，方为良策。

痛经(3例)

痛经即经行腹痛,是妇科常见病症之一,"痛经"既指病名,又指症状,表现为女性正值经期或经行前后,出现周期性的小腹疼痛,或痛引腰骶,甚则剧痛至昏厥者。痛经在临床上可分为原发性和继发性两种,"继发性"顾名思义是指继发于其他疾病所引起的经行腹痛,如慢性盆腔炎、子宫内膜异位症、宫颈狭窄等,育龄期妇女为本类痛经的高发人群。在此我们所讨论的主要是原发性痛经,是指生殖器无器质性病变者,以青少年女性为多见。

关于原发性痛经的发病原因,现代医学研究表明与月经时子宫内膜前列腺素含量增高,或与子宫平滑肌不协调收缩造成子宫供血不足,厌氧代谢产物困积,刺激疼痛神经元有关。此外,还受精神、神经因素及个人痛阈等多方面的影响。临床上针对痛经的治疗主要以对症处理为主,通过使用前列腺素合成酶抑制剂或口服避孕药抑制排卵来减少前列腺素的产生,从而达到解痉止痛的目的。

中医学对本病的认识,最早可追溯于《金匮要略·妇人杂病脉证并治》:"带下,经水不利,少腹满痛,经一月再见者。"《诸病源候论》首立"妇人月水来腹痛者,以劳伤血气,以致体虚,受风冷之气客于胞络,损伤冲任之脉……风冷与血气相击,故令痛也"。不仅提出了痛经病位在子宫、冲任,还指明其有虚实之分且相互夹杂的特点。实证因寒凝、气滞、湿热而致气血阻滞,不通则痛;虚证则无论肾气不足或气血两虚终致不荣则痛,发为本病。可见痛经的病因多种多样。朱南孙教授总结多年临床经验,将痛经病机归纳为内外相因、冲任瘀阻两点。

在治疗上,朱南孙教授根据引起痛经的病因,将痛经一证分成以下几种类型,进行论治。

(1)寒凝血瘀型:寒为阴邪,其性凝滞,极易与血相结。而妇女以血为奉,月经的重要成分是血,若气候骤冷,着衣不足或冒雨涉水等因素,致使寒邪内侵,血液凝滞,血行不畅,致寒凝血瘀。临证可见经前或小腹疼痛,按之痛甚,得热疼减,经血量少,血暗红或紫暗,手足不温畏寒,苔白润,脉沉。治宜温经散寒,活血止痛。朱南孙教授常选用炒蒲黄、炒五灵脂、全当归、川芎、陈艾叶、制香附、九香虫、炙乳香、炙没药、淡吴萸、姜半夏、炮姜、紫石英等药物治疗。

(2)气滞血瘀型:《格致余论》指出:"经来,往往见于有成块者,气之凝也,将行而痛者,气之滞也。"气为血之帅,血为气之母,气行则血行,气滞则血滞,滞甚则成瘀。临床可于经前一二日或经期中小腹胀痛拒按,经量少或行经不畅,经色紫暗有块,血块排出疼痛可减,经净后疼痛自消。常伴有胸胁、乳房作胀、舌质暗或见瘀点,脉弦或弦滑。治宜理气活血,化瘀止痛。朱南孙教授常选用生蒲黄、炒五灵脂、三棱、莪术、乳香、没药、川楝子、延胡索、柴胡、青皮、制香附、刘寄奴等药物治疗。

（3）气血虚弱型：气血之间相互依存，相互资生，气血失调则冲任气血衰少，行经后血海空虚不能濡养冲任、胞脉，兼之气虚无力流通血气，因而发生痛经。临床见于经净后或经前小腹隐痛，喜揉按，月经量少，色淡质稀，伴有神疲乏力，面色萎黄或食欲不振，舌质淡，苔薄白，脉细软。治宜补气健脾，养血止痛。朱南孙教授常选用炒蒲黄、炒五灵脂、全当归、丹参、乳香、没药、制香附、生白芍、炙甘草、党参、黄芪、白术、川楝子、延胡索、血竭等药物治疗。

（4）肝肾虚损型：肝为藏血之脏，主疏泄，宜条达，肾为先天之本，元气之撮，主藏精气，任之本在肾，肝与肾属子母关系。肝肾不足或亏损，冲任俱虚，精血之本已不足，行经之后，血海更虚，胞脉失于濡养，因而发为痛经。临证可见于经期或经后一二日小腹绵绵作痛，经色淡，经量少而质薄，常伴有耳鸣、头晕、眼涩，或腰酸、小腹空坠不温，或潮热，脉细弱或沉细，苔薄白或薄黄。治宜补益肝肾，养血止痛。朱南孙教授常选用巴戟天、菟丝子、肉苁蓉、枸杞子、杜仲、山萸肉、生白芍、全当归、丹参、柴胡、广郁金、川楝子、制香附、川芎、炒蒲黄、陈皮、红花、乳香、没药、血竭等药物治疗。

案 1. 寒凝血瘀型

刘某，女，17 岁，未婚。

【初诊】 2007 年 8 月 6 日。

主诉：经行腹痛 3 年，加重 1 年余。

现病史：初潮 14 岁，半年后月经规律，经期 6 天，周期 28 天，经量中等，痛经时作。去年因经期贪凉，饮冷不忌。此后每逢经行小腹痛甚，经色暗有块，有膜样物排出，量少不畅，得温则舒，经行无腹泻，但觉手足发冷。末次月经：2007 年 7 月 28 日。平素纳可，二便调。

舌脉：舌淡暗，苔薄白腻，脉弦细。

辨证：寒凝瘀滞，气机受阻。

治则：活血化瘀，温理冲任。

方药：

制附子 4.5 g	乌药 9 g	延胡索 6 g	陈艾 6 g
青皮 6 g	生山楂 12 g	三棱 12 g	莪术 12 g
小茴香 6 g	炙乳香 3 g	制没药 3 g	血竭 9 g
吴茱萸 6 g			

×12 剂

【二诊】 2007年9月1日(家属代诊)。

家属代诉:药后患者于8月20日经转,提前6天,疼痛较前大减,无呕吐,无膜样物,有小血块(碎末),治宗前法增进。

方药:

制附子4.5g	乌药9g	延胡索6g	陈艾6g
青皮6g	生山楂12g	三棱12g	莪术12g
小茴香6g	炙乳香3g	制没药3g	血竭9g
吴茱萸6g	肉桂3g		

×12剂

月经中期9月4日开始服。

【三诊】 2007年10月6日。

末次月经:2007年9月24日,诉腹痛不显,经量有增,经行流畅,经后无不适。继予原方12剂,并嘱其忌食生冷瓜果,避免受寒着凉或涉水淋雨。

此后,继宗原意月中至经前服药巩固3个周期,痛经已瘥,停药后亦无反复。

【按】 本例患者辨证属寒凝经脉,患者自初潮起即有痛经,复于经期贪食寒凉,致寒邪凝聚胞脉,气血受阻,不通则痛;且患者病久阴寒内生,故得温则舒。盖宗"寒而温之,通则不痛"的法则,予温经散寒,化瘀通滞之法调治,朱南孙教授仿艾附暖宫丸之意随症加减治疗,以制附子、陈艾、小茴香、吴茱萸温宫暖胞、散寒湿水气,生山楂、三棱、莪术善散瘀行滞,乌药、血竭、乳香、没药定痛,青皮、延胡索理气又可化瘀,使胞宫内寒滞得以温暖,气血恢复正常运行,经畅痛消,病情即告痊愈。

案2. 瘀阻气滞型
陈某,女,23岁,未婚。

【初诊】 2006年10月20日。

主诉:经行腹痛9年,加重3年。

现病史:平素月经规则,初潮14岁,经期5~6天,周期28~30天,量偏多,有膜样组织排出,痛经剧烈,膜下痛减,伴腹泻,曾因经行腹痛致休克史。患者自诉2004年起痛经逐年加重。B超检查、血清CA-125检测未见明显异常。末次月经:2006年9月23日,周期将近,有乳胀、小腹隐痛等行经预感,胃纳可,夜寐安,大便偏干。

舌脉:舌暗红,苔薄黄腻,脉弦细。

辨证:瘀阻气滞。

治则：活血理气通滞。

方药：

生蒲黄 15 g^包	五灵脂 15 g	延胡索 6 g	乌药 9 g
炙乳香 4.5 g	制没药 4.5 g	三棱 12 g	莪术 12 g
青皮 6 g	血竭 9 g	生山楂 12 g	

×12 剂

【二诊】 2006 年 10 月 27 日。

末次月经：2006 年 10 月 23 日，5 天净，伴腹痛，自觉痛势有缓，膜块较前缩小，经后无不适。舌淡尖红，苔薄黄腻，脉细。治宗原法。

方药：

生蒲黄 15 g^包	五灵脂 15 g	延胡索 6 g	乌药 9 g
炙乳香 4.5 g	制没药 4.5 g	三棱 12 g	莪术 12 g
青皮 6 g	血竭 9 g	生山楂 12 g	

×12 剂

【三诊】 2007 年 1 月 5 日。

末次月经：2006 年 12 月 23 日，膜块缩小，腹痛显减，经后无不适。舌脉详情如前，治宗原法。

方药：

生蒲黄 15 g^包	五灵脂 15 g	延胡索 6 g	乌药 9 g
炙乳香 4.5 g	制没药 4.5 g	三棱 12 g	莪术 12 g
青皮 6 g	血竭 9 g	生山楂 12 g	

×12 剂

该例患者如法出入调治至 2007 年 3 月，经行腹痛基本不显。4 月停药后至今未再发作。

【按】 本例属"膜样痛经"。膜样痛经又称膜性痛经，以其行经腹痛，直至子宫内膜呈大片或整个内膜随经血排出，疼痛始缓而得名，《竹林女科》中曾有"经来不止，下物如牛膜片"的描述。参《格致余论》所云"将行而痛者，气之滞也"，临床辨证本案患者经行既有腹痛，证属气滞瘀阻，启用朱氏验方"加味没竭汤"，可谓辨证精确，处方适宜。加味没竭汤乃朱南孙教授仿《医宗金鉴》夺命散(血竭、没药)治胞衣不下之立意，以血竭散瘀化膜、消积定痛为君，失笑散(蒲黄、五灵脂)活血散瘀止痛为臣，乳香、没药活血祛瘀、行气止痛为佐，其中，乳香偏于调气止痛，没药则以散瘀止痛见长，二药相互为用增强止痛之功；刘寄奴、赤芍散瘀行滞；青皮疏肝破气，又可化积，增强止痛之效，还可和胃。本例患者的方中以蒲黄、血竭为君,破气行滞,活血化瘀,膜散经畅,其痛自消。痛经一般本月服用,隔月见效。须按月调治,直至不服药而在较长时间不复发,方属痊愈。

案3. 气血亏虚,肝肾不足型

王某,女,19岁,未婚。

【初诊】 2007年6月16日。

主诉: 痛经伴月经稀发7年。

现病史: 12岁月经初潮时即有痛经,周期欠准,初起半年1行,至16岁后,两三月一行。经后神疲少力,头目晕眩,腰骶酸楚。现行人工周期,末次月经:2007年5月5日。查B超提示子宫、附件未见异常。

舌脉: 舌淡胖,边有齿印,脉细软。

辨证: 肝肾不足,气血两虚,冲任失调。

治则: 益气养血,调理冲任。

方药:

当归20g	黄芪20g	党参20g	丹参20g
熟地黄15g	赤芍15g	川芎6g	巴戟天12g
肉苁蓉12g	石楠叶9g	制香附12g	川楝子12g
川牛膝12g	川续断12g		

×12剂

【二诊】 2007年6月23日。

人工周期已停止,末次月经:2007年6月21日,未净,量少色淡,腹痛已减,脉舌详情如前。治宗原法。

方药:

丹参30g	生地黄9g	熟地黄9g	党参20g
黄芪20g	枸杞子12g	巴戟天12g	淫羊藿12g
肉苁蓉12g	石楠叶9g		

×12剂

【三诊】 2007年7月21日。

末次月经:2007年7月21日,量中等,无腹痛,脉舌详情如前,治宗原法。

方药:

当归20g	黄芪20g	党参20g	丹参20g
赤芍15g	川芎6g	巴戟天12g	肉苁蓉12g

黄精 12 g	淫羊藿 12 g	制香附 12 g	川楝子 12 g
石楠叶 9 g			

×12 剂

【四诊】 2007 年 9 月 15 日。

末次月经:2007 年 8 月 31 日,量中,无不适,自觉精力充沛。舌淡胖有齿印,苔薄腻,脉细软。证属气血两虚,冲任不足,治拟益气养血调经。

方药:

党参 20 g	丹参 20 g	炙黄芪 20 g	当归 30 g
赤芍 15 g	川芎 6 g	熟地黄 15 g	砂仁 3 g^{后下}
陈皮 6 g	制香附 12 g	川楝子 12 g	川牛膝 12 g
泽兰叶 12 g			

×12 剂

次月如法照服,腹痛未作,周期尚准,经量有增。6 个月后随访,未见复发。

【按】《素问·上古天真论篇》"女子二七而天癸至,任脉通,太冲脉盛,故月事以时下"。本例患者 12 岁初潮,未及二七,肾气未充,冲任不足,经水即转,致精不化血,冲任血海匮乏,故见月经稀发,半年一行。肝藏血,气血同源,血为气之母,血病日久及气,终致气血双亏,肝肾耗损。经后血海空虚,故见失荣症状益甚。《灵枢·阴阳二十五人》云:"血气皆少则无须,感于寒湿,则善痹、骨痛、爪枯也。"此乃血虚不能濡养经脉而致疼痛。此例患者素体亏虚、不荣则痛,朱南孙教授处方中将党参、黄芪入四物汤益气以养血;肉苁蓉、巴戟天、淫羊藿、川续断补肝肾,强腰膝;酌加川芎、川楝子、石楠叶等利气通滞,使之补而不腻;妙用川牛膝引血下行。宗全方,补中寓通,以补为主,调治数月,气血渐充,胞宫、冲任复其濡养,自无疼痛之患。且随访周期渐准,经量有增,堪称治验。

经间期出血(3 例)

月经周期基本正常,在两次月经之间,氤氲之时,出现周期性的少量阴道出血者,称为经间期出血。

本病相当于现代医学所说的"排卵期出血"。明代王肯堂《证治准绳·妇科·胎前门》引了袁了凡先生云:"天地生物,必有氤氲之时;万物化生,必有乐育之时……此天然之节候,生化之真机也……丹溪云:一月止有一日,一日止有一时。凡妇人一月经行一度,必有一日氤氲之候,于一时辰间,气蒸而热,昏而闷,有欲交接不可忍之状,此的候也。于此时逆而取之则成丹,顺而施之则成胎矣。"此"的候"即女子容易受孕之"真机期",现今称为"排卵期"。它是继经后期由阴转阳、由虚至盛的转化时期。《本草纲目》中云"女子阴类也,以血为主,其血上应太阴,下应海潮,月有盈亏,潮有潮汐,月事一月一行,与之相符,故谓月水",此证明早在当时古人即发现了人体内部有着与天地间相似的阴阳消长转化。女子月经来潮,首先奠基于阴血,经后血海空虚,随着周期的后移,阴血逐步滋长,阴精愈加充盛,氤氲之时,精化为气,阴转为阳,这是月经周期中的一次重要转化,若体内阴阳调节功能正常,自可适应这种变化,若阳气内动之时,加之肾阴不足、湿热内蕴或瘀血内留等因素动血者,则可致热伤阴络,损伤冲任;或瘀伤血络,血不循经,以致出血。

案 1. 王某,女,29 岁,已婚。

【初诊】 2007 年 7 月 14 日。

主诉: 月经中期出血十余年。

现病史: 患者初潮 14 岁,经期 7~8 天,周期 45 天,量中,无痛经。自初潮以来每逢期中少量出血,每次持续 1 周,色咖啡,基础体温单相,末次月经:2007 年 6 月 17 日,1 周净,现正值期中,阴道少量出血已 3 天,稍有腹痛,乳胀,脚酸,夜寐梦多,平素大便干,2~3 日一行。B 超检查无殊,血清泌乳素水平偏高。生育史:0-0-0-0。现患者时值新婚,为调理备孕而来求诊。

舌脉: 舌暗,边尖红,苔薄黄腻,脉弦细数。

辨证: 肾气素虚,肝血耗损,虚火旺盛,冲任失调。

治则: 平肝清热,益肾固冲。

方药:

生地黄 15 g	白芍 12 g	生牡蛎 30 g^{打碎先煎}	旱莲草 15 g
女贞子 12 g	小蓟草 12 g	苎麻根 20 g	茜草 15 g
桑寄生 15 g	桑螵蛸 15 g	海螵蛸 15 g	

×12 剂

【二诊】 2007 年 8 月 11 日。

末次月经:2007 年 8 月 5 日,未净,伴小腹疼痛,下肢酸软,舌淡胖边有齿印,苔薄黄腻,脉细。证属肝火旺盛,肾气虚弱,冲任不固,防期中出血。

方药:

生地黄 15 g	白芍 12 g	淡黄芩 6 g	女贞子 12 g
旱莲草 12 g	仙鹤草 15 g	苎麻根 20 g	菟丝子 12 g
金樱子 12 g	地榆 12 g	侧柏叶 12 g	椿根皮 12 g

×12 剂

【三诊】 2007年9月8日。

末次月经：2007年8月5日。期中已过，无阴道出血，舌红，苔薄黄腻，脉细，自觉有行经预感，治拟补肾益气，养血调经。

方药：

当归15 g	丹参20 g	生地黄15 g	白芍15 g
女贞子12 g	旱莲草12 g	菟丝子12 g	覆盆子12 g
金樱子12 g	苎麻根20 g	桑螵蛸15 g	海螵蛸15 g
太子参20 g			

×12 剂

【按】 患者期中出血十余年，素乳胀、脚酸、夜寐梦多欠安，结合舌脉属肾气素虚，肝血耗损，虚火内盛，而致冲任失调。肾阴不足，虚火偏盛，氤氲之时，阳气内动，虚火与阳气相燔，热扰冲任，损伤阴络，迫血妄行。方用生地黄、白芍、桑寄生滋阴养血益肾，茜草、小蓟、旱莲草凉血止血，桑海螵蛸补虚固涩，苎麻根凉血化瘀止血，女贞子滋养肝阴，生牡蛎敛阴固涩。二诊加予淡黄芩强清热平肝之效，与椿根皮合用达清热燥湿之效，仙鹤草养血止血，地榆、侧柏叶入肝经以凉血止血。若阴虚日久，阴损及阳，统摄无权，血海不固，则反复发作。故三诊加予当归、丹参、太子参大补气血。

案2. 宋某，女，23岁，未婚。

【初诊】 2007年6月27日。

主诉： 期中少量出血11年。

现病史： 患者既往月经规则，初潮14岁，经期6天，周期25天，量中，无痛经。患者自初潮起即有期中少量出血之症，色暗褐，持续约1周。末次月经：2007年6月9日，自6月23日起即现少量瘀下，至今未净，伴头晕，夜寐欠安，余无不适。

舌脉： 舌淡暗，苔薄腻，脉弦细数。

辨证： 肾气不足，心火旺盛。

治则： 平肝清心，益肾调冲。

方药：

生地黄15 g	淡子芩6 g	莲子心6 g	首乌藤15 g
白芍12 g	女贞子12 g	旱莲草12 g	苎麻根12 g
太子参20 g	茯苓12 g	茯神12 g	合欢皮12 g

×12 剂

依上方调治 1 月余。

【二诊】 2007 年 8 月 1 日。

诉本次月中少量出血仅 1 天即止,经期将近,防经量过多,治宗原法。

方药:

生地黄 15 g	淡子芩 6 g	白芍 12 g	莲子心 6 g
枇杷叶 9 g	女贞子 12 g	旱莲草 12 g	苎麻根 20 g
钩藤 12 g	太子参 20 g	玄参 9 g	桑寄生 12 g

×12 剂

【三诊】 2007 年 8 月 15 日。

末次月经:2007 年 8 月 2 日,量中,5 天净,8 月 12 日少量出血 1 天,略感头晕,舌暗,苔薄黄腻,脉弦细。证仍属肾气不足,心肝火旺,冲任失职,治拟平肝清心,益肾固冲。

方药:

生地黄 15 g	白术 9 g	白芍 9 g	女贞子 12 g
枸杞子 12 g	菟丝子 12 g	旱莲草 12 g	潼蒺藜 9 g
白蒺藜 9 g	桑寄生 12 g	桑螵蛸 12 g	海螵蛸 12 g
太子参 20 g	茯苓 12 g	茯神 12 g	

×12 剂

服药后观察数月,再无期中出血。

【按】 张景岳《类经·脉色类》谓:"阴虚者,沉取不足,阳搏者,浮取有余。阳实阴虚,故为内崩失血之证。"患者期中出血,伴头晕、夜寐欠安,阳长不协调,治以滋阴调肝,益肾调冲,降心火以畅胞脉,以静制其过动。女贞子、旱莲草、生地黄、白芍滋阴养肝,黄芩清热平肝,苎麻根凉血止血,莲子心镇静养心,夜交藤、合欢皮、茯神助眠安神。但静中需存动,动力乏源,升则不足,故后给予钩藤、菟丝子,以达降而后生之效,白蒺藜清肝解郁。

案 3. 陆某,女,30 岁,已婚。

【初诊】 2007 年 5 月 19 日。

主诉:期中出血 2 年。

现病史:16 岁初潮,经期 7 天,周期 28 天,量中,无痛经。末次月经:2007 年 4 月 29 日,自 2005 年起,患者无明显诱因下出现每逢月中即有少量瘀血下,常伴腰酸,自测基础体温有双相。

辅助检查:2006 年 6 月 19 日查内分泌提示:E_2 32.51 pg/mL,P

0.34 ng/mL，T 63 ng/mL。

舌脉：舌暗淡，尖红，苔薄腻，脉细软。

辨证：肾气不足。

治则：补肾益气。

方药：

党参 30 g	炙黄芪 20 g	当归 15 g	生地黄 12 g
熟地黄 12 g	菟丝子 12 g	覆盆子 12 g	枸杞子 12 g
川续断 12 g	桑寄生 12 g	金樱子 12 g	桑螵蛸 12 g

×12 剂

【二诊】 2007 年 6 月 2 日。

末次月经：2007 年 6 月 1 日，尚准，量中。经前乳胀，经行减轻，触之无结节。舌淡红，苔薄腻，脉细软。治宗原法。

方药：

党参 30 g	炙黄芪 20 g	当归 20 g	熟地黄 15 g
菟丝子 12 g	覆盆子 12 g	枸杞子 12 g	巴戟天 12 g
淫羊藿 12 g	淮山药 12 g	砂仁 3 g 后下	

×12 剂

【三诊】 2007 年 6 月 16 日。

末次月经：2007 年 6 月 1 日，适逢月中，无阴道出血及异常分泌物。舌淡红，苔薄腻少津，脉细软。治宗原法，调补冲任。

方药：

党参 30 g	丹参 20 g	黄芪 20 g	熟地黄 12 g
菟丝子 12 g	覆盆子 12 g	枸杞子 12 g	淮山药 12 g
山萸肉 12 g	白术 9 g	白芍 9 g	茯苓 6 g
炙甘草 6 g			

×12 剂

【四诊】 2007 年 6 月 30 日。

经水临期未转，略有乳胀，基础体温有双相，黄体期短促，易便溏。舌暗，苔薄腻少津，脉细软。证属脾肾气虚，冲任固摄乏力。治拟补肾健脾固摄。

方药：

焦潞党参 15 g	焦白术 9 g	淮山药 12 g	椿根皮 15 g
菟丝子 12 g	覆盆子 12 g	煨金樱子 12 g	桑寄生 12 g

桑螵蛸 12 g　　　　海螵蛸 12 g　　　　苎麻根 15 g

×12 剂

观察 3 月无期中出血。

【按】 患者阳气不足,脾肾亏虚,脾胃虚损,则不能摄血归源。治宜助阳补气,脾肾双补,佐以疏肝理气。常用党参、炙黄芪健脾培中,益气升阳,凡妇科脾肾气虚所致的崩中漏下、子宫脱垂、白带绵绵、胎漏、滑胎等症皆为首选药。当归动血、熟地黄养血,通守兼备。二诊加予丹参调经血,养心神。菟丝子补而不峻,温而不燥与枸杞子相互促进。三诊中白术甘温益脾气,尚可固表止汗;白芍可升可降,二药皆为补养中焦脾胃之药,一温一凉,养中焦,调气血,助运化;苎麻根凉血止血;桑螵蛸、海螵蛸补虚固涩,合金樱子,入脾、肺、肾经,以固经秘气。

崩漏(5 例)

崩漏是指经血非时暴下不止或淋漓不尽,前者称崩中,后者称漏下,由于崩与漏两者常相互转化,故概称崩漏,是月经周期、经期、经量严重紊乱的月经病。本病即西医学所指功能失调性子宫出血,分为无排卵型和有排卵型两大类。前者多见,占 80%～90%,常发生在青春期和绝经期,有相当的顽固性,还有少数患者有定时定期反复发作的可能。

《诸病源候论》曰"忽然暴下,谓之崩中,……非时而下,淋漓不断,谓之漏下……"崩中漏下,相互关联,相互转化,均属于经血非时而下的出血性病证,或量多如注,势若山崩,故谓之崩;或量少淋漓不净,状若器漏,故谓之漏,中医将此病证合称为"崩漏"。

朱南孙教授认为本病应从整体和局部两方面来分析。整体因素是心-肝-脾-肾-子宫生理生殖轴调节的阴阳消长转化节律失常所致,简言之即阴阳失衡,出现"阴虚阳搏"的变化。治疗原则在于平衡阴阳。当然,月经周期不同阶段有阴阳消长变化之不同,病理机制有阴阳属性之不同,治疗当"谨察阴阳所在而调之,以平为期"。局部病变在于子宫、冲任,由瘀、热、虚三方面因素所致。治疗遵循"急则治其标,缓则治其本"之经旨,穿插"从合守变"的治疗大法,实现塞流、澄源、复旧的目的。总之,细辨其证,动之疾制之以静药;静之疾通之以动药;动静不匀者,通涩并用而调之;更有动之疾复用动药,静之疾再用静药以疗之者,从而纠动静之失衡,复阴阳于平衡。

《女科证治约旨》说:"盖血生于心,藏于肝,统于脾,流行升降,灌注八脉,如环无端。至经血崩漏,肝不藏而脾不统,心肾损伤,奇经不固,瘀热内炽,堤防不固,或成崩,或成漏,经血运行,失其常度。"整体病变主要责之心、肝、脾、肾,病本在肾。其中又主要在于癸水阴阳的失衡，即阴虚阳搏。阳搏者，火旺而动也，动则必及气血。火旺与心、肝、肾三脏有关。素体肾阴亏虚，或房劳多产耗伤肾阴，阴虚失守，虚火动血，热伏冲任，迫血妄行；或先天肾气不足；或少女肾气未盛，天癸未充；或房劳多产，或久病及肾，或七七之年肾气耗损，天癸渐竭；亦有素体阳虚，命门火衰；或阴损及阳，阳不摄阴，导致封藏失职，冲任不固，不能制约经血，子宫藏泻无度，遂致崩漏。肾有肾气、肾阴、肾阳之分，如阴虚阳搏成崩，病本在肾水阴虚，由此不能济心涵木，以致如《女科正宗》云"心火亢盛，肝肾之相火挟心火之势亦从而相煽"，也如《校注妇人良方》"精血篇"中说："肾乃阴中之阴也，主闭藏者，肝乃阴中之阳也，主疏泄者，然而二脏皆有相火，其系上属于心，心火一动，则相火翕然而从之。"从而成为心、肝、肾同病之崩漏证。肝体阴用阳，为阴中之阳脏，最易产生肝郁，肝郁得阴虚而易化火，因此，郁火也是本病中常易见到的兼夹因素。脾胃为后天之本，气血生化之源，尽统摄血液之功能。崩漏必耗气血，脾气虚弱，气不摄血，反过来影响子宫冲任的固藏和统摄血液，因此脾虚与崩漏又互为因果。

朱南孙教授结合临床多年实践体会认为，虚、热、瘀是崩漏病之机制。《备急千金药方》云"瘀结占据血室，而致血不归经"。这是崩漏最主要的出血因素。常与经产留瘀、情怀不畅、气滞血瘀等有关。《傅青主女科·血崩》云："冲脉太热而血即沸，血崩之为病，正冲脉之太热也。"历代总结之病因有感受热邪，所谓天暑地热则经水沸溢；过食辛辣助阳之品，酿成内火；情怀抑郁，或则忿怒急躁，肝郁化火；素体阳盛，肝火易动等。但血热之形成，主要在于内在的脏腑功能失调，阴阳失衡所致，肾阴虚，癸水不足，阴虚则阳旺，阳旺自然火旺，火旺入血，必成血热，本虚标实，热迫血妄行，是以成崩漏之疾。但亦有少数阴盛而化火者，此乃物极必反之理，又如《傅青主女科》在"调经"门中所说的"肾中水火太旺乎"，又说"火太旺则血热，水太旺则血多，此有余之症，非不足之症也"。在临床上的确有发现雌激素过高所表现出的水火俱旺之崩漏病证。

案1. 钟某，女，22岁，未婚。

【初诊】 2007年7月29日。

主诉：阴道不规则出血1年余。

现病史：患者既往月经尚规则，初潮13岁，经期6天，周期28天，经汛始调。15岁时临经游泳，经淋半月方净，此后每转量少、淋漓。21岁参加工作，看守仓库，阴暗不见阳光，下半身发冷，经水绵绵不净。患者经漏年余，日日不断，小腹隐痛，先后进服健脾益肾，补气固摄，清热凉血，养阴摄冲等多方未瘥。淋漓日久,气血两虚,渐现口干,夜寐不安,瘀下色黑如胶液。

舌脉:舌红,苔黄腻、少津液,脉微细。

辨证:寒湿凝滞。

治则:活血化瘀。

方药:

紫丹参 12 g	粉丹皮 9 g	赤芍药 12 g	刘寄奴 12 g
焦楂炭 12 g	生蒲黄 12 g^包	炒五灵脂 12 g^包	益母草 12 g
仙鹤草 15 g	炮姜炭 6 g		

×7 剂

5 剂后经量增多,瘀块骤下,漏下即止。继以调补冲任,以复其常。

【按】 详询病由,本症系初潮时寒邪侵体,过早服用止血收涩之药,导致寒邪凝滞不去,下焦虚寒,经血凝结不畅,久则成瘀。《血证论》:"瘀血不去,新血不生。"故初诊拟活血化瘀,以动攻动,冀瘀去血止。全方以生蒲黄、五灵脂为君,两药配伍乃古之名方失笑散,能治一切血滞腹痛,尤宜于瘀血内阻致经水淋漓之崩漏,五灵脂炒用,更增收敛止血之效。参合舌脉,有瘀久伤阴,虚火内生之象,故以丹参、丹皮养血活血,凉血止血。佐以赤芍、刘寄奴活血化瘀,祛瘀止痛。焦楂炭、炮姜炭一寒一热,涩而不滞。益母草、仙鹤草活血止血,通涩相伍,动静结合,因患者经血淋漓年余未净,故收涩之药量略增。守法守方,药投 5 剂后瘀下量增,漏下辄止。血止后予调补气血,温养胞宫,以善其后而固本。

案 2. 胡某,女,16 岁,未婚。

【初诊】 2007 年 3 月 27 日

现病史:患者自 13 岁初潮后即经量偏多,时而量多如崩、时而淋漓不止绵延 10～20 多天,且常经期趋前,每 23～24 日一行。末次月经:2007 年 3 月 16 日,至今未净,量较多,夹带血块,基础体温单相。口干苦而不欲饮,夜寐欠安,面色少华。

舌脉:舌偏红,苔薄少津,脉弦细。

辨证:肝旺肾虚,冲任失约。

治则:平肝固肾摄冲,兼化内瘀。

方药:

焦党参 15 g	焦楂炭 12 g	熟大黄炭 6 g	炮姜炭 4.5 g
茜草炭 12 g	赤石脂 12 g	海螵蛸 12 g	花蕊石 20 g
炒淮山药 12 g	椿根皮 12 g	玉米须 20 g	煨金樱子 12 g

×12 剂

【二诊】 2007 年 4 月 2 日。

末次月经：2007 年 3 月 27 日，4 月 1 日经净。前药后经量较前骤减，但仍感肢软神疲，夜寐欠安，口干仍有，二便尚调，舌偏红，苔薄少津，脉弦细。患者乃肝旺肾虚之体，时值经后，血海空虚，冲任失养。治宜平肝滋肾，调理冲任。

方药：

生地黄 12 g	白芍 9 g	女贞子 12 g	旱莲草 12 g
首乌藤 15 g	钩藤 15 g	合欢皮 12 g	朱茯苓 12 g
党参 9 g	沙参 9 g	桑椹 12 g	枸杞子 9 g
菟丝子 12 g	桑寄生 12 g		

×14 剂

【三诊】 2007 年 4 月 16 日。

末次月经：2007 年 3 月 27 日，头晕神疲，夜寐渐安，经期将临，舌脉同前。治宜清肝补肾，调理冲任。

方药：

生地黄 12 g	白芍 9 g	女贞子 12 g	旱莲草 12 g
淡黄芩 6 g	生甘草 6 g	桑椹 12 g	仙鹤草 5 g
太子参 15 g	芡莲须 9 g	玉米须 20 g	金樱子 12 g

×7 剂

【四诊】 2007 年 4 月 23 日。

末次月经：2007 年 4 月 20 日，量偏多，感头昏，纳呆神疲，舌红少津。防经漏不止，治宗原法增进。

方药：

生地黄 12 g	白芍 9 g	女贞子 12 g	旱莲草 12 g
淡黄芩 6 g	生甘草 6 g	桑椹 12 g	仙鹤草 5 g
太子参 20 g	芡实 9 g	莲须 9 g	玉米须 20 g
金樱子 12 g			

×12 剂

【五诊】 2007 年 5 月 13 日。

末次月经：2007 年 4 月 20 日，8 天净，经期较以往有缩短，精神渐振，舌偏红，苔薄，脉弦细。此值"复旧"之时，治宜调补肝血。

方药：

当归身 12 g	白芍 9 g	生地黄 9 g	熟地黄 9 g

| 女贞子 12 g | 桑椹 12 g | 太子参 12 g | 北沙参 9 g |
| 川续断 9 g | 桑寄生 12 g | 狗脊 12 g | |

×12 剂

综以上治法调治 4 个月,经期、经量、行经天数逐渐正常。

【按】 朱南孙教授治疗血证临床总结为"通、涩、清、养"四法,由于崩漏出血患者症情复杂,治疗时往往兼而用之。

本例患者为青春期少女,天癸虽至,然肾气未盛,肾虚封藏失职,冲任不同,加上肝阴不足,肝阳偏旺,热迫血室,冲任失于制约,以致经期延长,经漏不止,经量偏多,且经期提前。肝藏血,肾藏精,肝肾同源,精血互生。若肝肾亏虚,则诸症即生。治当以平肝补肾为大法。一诊时患者经漏不止已历 10 余天,朱南孙教授认为出血日久,必有内瘀,当通涩兼施,先拟平肝固肾摄冲法,兼化内瘀,用焦楂炭、熟大黄炭、炮姜炭、茜草炭、花蕊石等祛瘀止血与赤石脂、海螵蛸、玉米须、煨金樱子等摄血止血同用,以加强止血之功。血止后各诊均用生地黄、白芍滋肾柔肝,女贞子、旱莲草、桑椹、枸杞子、菟丝子、桑寄生、狗脊、川续断等加强滋肾养肝之力,配党参、沙参、太子参等双补气阴,首乌藤、钩藤、合欢皮平肝疏肝。如此加减调治 4 月,使偏旺之肝阳得平,偏虚之肝肾之阴得以滋养,阴阳平衡,肾气渐充,冲任得固,而诸症向愈。

案 3. 刘某,女,24 岁,未婚。

【初诊】 2007 年 5 月 5 日。

主诉:自初潮起经行紊乱,现已淋漓 3 个月。

现病史:初潮 15 岁,初潮后 2 年未行经,18 岁又转,量多如崩,崩漏交替,甚则数月不停,无腹痛,每需激素治疗方能经止。3 个月前起复出现阴道出血淋漓不净,初起量多,现量少绵绵,色暗无血块,现服黄体酮行人工周期治疗方结束 7 天,阴道出血量较多,3～4 小时湿透一片日用卫生巾。平素但感神疲肢软乏力,嗜睡,寐不宁神,纳可,易便溏。

舌脉:舌暗偏红,苔薄黄腻,脉弦数。

辨证:脾肾不足,心肝火旺。

治则:健脾益肾,平肝清热。

方药:

生地榆 12 g	椿根皮 12 g	川黄连 3 g	白头翁 12 g
茜草 15 g	海螵蛸 15 g	女贞子 12 g	旱莲草 12 g
淮山药 12 g	茯苓 12 g	茯神 12 g	首乌藤 15 g

太子参 20 g

×12 剂

【二诊】 2007 年 5 月 16 日。

经淋停止 1 周,神疲,肢软,胸闷,心慌,胃纳欠佳,夜寐欠安,舌暗红,苔薄黄腻,脉弦细浮数。证属心肝火旺,肾气不足。治宗原法,平肝清心,益肾固冲。

方药:

川黄连 3 g	莲子芯 6 g	首乌藤 20 g	合欢皮 12 g
柏子仁 12 g	椿根皮 12 g	女贞子 12 g	旱莲草 12 g
仙鹤草 20 g	桑螵蛸 12 g	桑寄生 12 g	海螵蛸 12 g
太子参 20 g			

×12 剂

【三诊】 2007 年 5 月 26 日。

月经淋漓日久,药后方净。至今经水未转,心烦不寐、神疲肢软较前好转。舌红,苔薄腻少津,脉右弦浮数,左细软。证仍属肾气不足,心肝火旺,迫血妄行,肾气耗损。治拟平肝清心,调理冲任。

方药:

川黄连 3 g	莲子芯 6 g	制何首乌 15 g	茯苓 12 g
茯神 12 g	合欢皮 12 g	女贞子 12 g	旱莲草 12 g
白术 9 g	白芍 9 g	桑寄生 12 g	菟丝子 12 g
桑螵蛸 12 g	海螵蛸 12 g	太子参 20 g	

×12 剂

【四诊】 2007 年 6 月 9 日。

末次月经:2007 年 6 月 2 日~7 日,目前阴道出血已止,经后神疲,纳呆,夜寐欠安,胸闷,心慌,舌偏红,苔薄黄腻少津,脉细。证属肾虚脾弱,阴血不足。治拟健脾养血,补肾固冲。

方药:

陈皮 6 g	砂仁 3 g	白术 9 g	白芍 9 g
茯苓 12 g	茯神 12 g	淮小麦 30 g	炙甘草 6 g
淮山药 12 g	旱莲草 15 g	仙鹤草 18 g	桑寄生 12 g
菟丝子 12 g	海螵蛸 15 g		

×12 剂

【五诊】 2007 年 7 月 28 日。

末次月经：2007 年 7 月 23 日,量中,未净,便溏已除,防经淋,舌偏红,苔薄黄腻,脉细。证仍属脾肾不足,心火旺盛。治拟平肝清心,统摄冲任。

方药：

生地黄 15 g	淡子芩 6 g	白芍 12 g	女贞子 12 g
旱莲草 12 g	淮山药 12 g	椿根皮 12 g	地榆 12 g
菟丝子 12 g	桑寄生 12 g	桑螵蛸 12 g	海螵蛸 12 g

×12 剂

【六诊】 2007 年 9 月 15 日。

末次月经：2007 年 9 月 12 日,量中,未净,前次月经周期(Pmp)：2007 年 7 月 23 日,8 天净,无不适,舌偏红,苔薄黄腻,脉弦细。证属脾肾气虚,防绵延。治拟健脾益肾,统摄冲任。

方药：

焦潞党 15 g	淮山药 12 g	菟丝子 12 g	覆盆子 12 g
补骨脂 12 g	地榆 12 g	椿根皮 12 g	玉米须 30 g
桑寄生 12 g	桑螵蛸 12 g	海螵蛸 12 g	

×12 剂

嘱上药服后,停药两月观察。2007 年 12 月 8 日来诊以资巩固,诉月经周期和经期正常,大便隔日 1 次,无其他不适,末次月经：2007 年 11 月 5 日,6 天净,舌红,苔薄黄腻,脉弦细。证属肝肾不足,气阴两虚。治拟益气养阴,调补冲任。

方药：

党参 15 g	白术 9 g	白芍 9 g	茯苓 12 g
炙甘草 6 g	菟丝子 12 g	女贞子 12 g	巴戟天 12 g
肉苁蓉 12 g	黄精 12 g	山茱萸 12 g	桑寄生 12 g
桑螵蛸 12 g			

×12 剂

【按】《类经·藏象类》"气化为水,因名天癸,……其在人身,是谓元阴,亦曰元气"。肾藏精,主生殖,为先天之本,化生天癸之源。患者初潮起病,崩漏交替,迁延十年未愈,乃肾气不足之故,又见乏力肢软,大便溏薄,为脾气虚弱所致,故本病之本为脾肾不足。症见寐不宁神,舌暗偏红,苔薄黄腻,脉弦数,皆为久耗阴血、心肝火旺之象。故初诊以平肝清热为主,健脾益肾为辅。方以茜草、海螵蛸配伍,为妇科首方"四乌贼骨一藘茹丸",乌贼骨,《大明本草》："疗血崩。"《本草纲目》："主女子血枯病,伤肝唾血,下血。"茜草,《名医别录》记载："止血,内崩下血。"《本草纲目》："通经脉,治骨节风痛,活血行血。"二药相配,既能行血通经,又能止血固经,收敛而不留瘀。地榆、椿根皮清热凉血,收敛止血;患者阴虚火旺之象明显,加入二至丸补益肝肾之阴。太子参、淮山药、茯苓益气养阴健脾,培护后天之本,以滋气血生化之源。患者脾虚便溏,以黄连、白头翁二药配伍,清心火,实大便。二诊、三诊皆以此法效之。四诊时,患者如期经转,经水适时收敛,正值经后,治以健脾益气,补肾固冲,以充血源。如此三诊后患者经水周期、经期正常,二便皆调,遂停药观察。至冬令之际,再服药调理,诸症皆除,然气阴两虚仍在,故予培护其本,滋养肝肾,调补冲任。

案4. 张某,女,28岁,已婚。

【初诊】 2007年4月4日。

主诉: 月经淋漓不净3月。

现病史: 患者14岁初潮,自初潮起经行尚准,经期5天,周期28天,量中等,无血块,无痛经。生育史:0-0-0-0。患者2007年1月16日月经来潮,初起量色如常,后淋漓不净至2月1日方净。至2007年2月6日患者无明显诱因下复出现阴道出血淋漓不止,淋漓20日方净。末次月经:2007年3月12日~23日,历时12天,量中等,色暗红,伴小血块,无明显腹痛。追问病史,患者既往有经未净而同房史。

舌脉: 舌暗,苔薄腻,脉细弦。

辨证: 冲任受损。

治则: 活血化瘀,调理冲任。

方药:

全当归12 g	丹参20 g	赤芍12 g	生蒲黄12 g^包
川楝子12 g	三棱12 g	莪术12 g	川续断12 g
川牛膝12 g	益母草15 g	制香附12 g	炒枳壳9 g

×6剂

【二诊】 2007年4月11日。

末次月经:2007年4月10日,量较前月增多,色暗有块,无腹痛,便稠,纳可,经前乳胀,舌暗红,苔薄,脉细,再宗原法,祛瘀调经。

方药:

蒲黄炭12 g^包	五灵脂12 g	女贞子12 g	旱莲草12 g
青皮12 g	焦山楂12 g	夏枯草12 g	茜草15 g
仙鹤草15 g	益母草15 g	大蓟15 g	小蓟15 g

×7剂

【三诊】 2007 年 4 月 18 日。

末次月经：2007 年 4 月 10 日，月经未净，经前乳胀，苔脉同前，仍守上方，祛瘀调经摄血，治疗 2 月后患者经期正常，量中等，病告痊愈。

【按】《素问·阴阳别论篇》云"阴虚阳搏谓之崩"，朱南孙教授认为崩漏之证，可分虚、实二端。该患者近 3 个月经漏不止，每次淋漓半月左右，其经血暗红，伴血块，舌质亦暗红，均为瘀血阻滞之明征。孙思邈云："瘀结占据血室，而致血不归经。"患者既往房事不节，经期余血未净即行房事，致冲任受伤，瘀血内阻，离经之血不除，新血不能归位，故经漏不止，朱南孙教授见漏并未单用摄血止血，而用活血祛瘀，使瘀血得去，则血自归经而安和。选方用药取"通因通用"之意，活血理气使瘀血得祛、新血乃生，血能循经而不致崩漏妄行。二诊时患者正值经期用药多加益气摄血之品，以期经转如常不至崩漏。

案 5. 龚某，女，19 岁，学生。

【初诊】 2007 年 3 月 22 日。

主诉：经期延长，淋漓不净 3 年。

现病史：月经初潮 13 岁，初潮时月经尚正常，经期 5～6 天，周期 30 天，近 3 年经期延长，每次淋漓 10 余天，周期尚准，量时多时少，曾用雌二醇＋甲羟孕酮激素替代疗法治疗 3 月，效果不显。3 个月前做 B 超检查，示子宫内膜增厚，两侧卵巢正常，基础体温为不典型双相，末次月经：2007 年 3 月 7 日，至今仍淋漓不净，量时多时少，常夹血块，近日因准备升学考试，学习紧张，神疲乏力，易感困倦。

舌脉：舌淡红，苔薄腻，边有齿痕，脉弦迟。

辨证：心脾不足，肾气未充，冲任固摄无力。

治则：固肾益气摄冲，兼祛瘀。

方药：

焦潞党参 15 g	熟大黄炭 6 g	炮姜炭 4.5 g	焦楂炭 12 g
茜草炭 12 g	赤石脂 12 g	炒淮山药 12 g	炒白术 12 g
五灵脂 12 g^包	蒲黄炭 12 g^包	桑螵蛸 12 g	海螵蛸 12 g
花蕊石 20 g			

×7 剂

【二诊】 2007 年 3 月 29 日。

出血尚未停止，但量已明显减少。血块消失，仍感神疲体乏，舌质淡边有齿痕，苔薄腻，脉细弦，再拟原法出入。

方药:

焦潞党参 15 g	熟大黄炭 6 g	炮姜炭 4.5 g	焦楂炭 12 g
茜草炭 12 g	赤石脂 12 g	炒淮山药 12 g	炒白术 12 g
五灵脂 12 g^包	蒲黄炭 12 g^包	桑螵蛸 12 g	海螵蛸 12 g
花蕊石 20 g	煨金樱子 12 g	椿根皮 12 g	

×7 剂

【三诊】 2007 年 4 月 5 日。

3 天前月经已止,因学习紧张而睡眠较少,倦怠,胃纳可,二便调,余无它苦,舌淡红,边有齿痕,脉弦细,经期将至,脾肾不足。治拟益肾健脾调经。

方药:

白术 9 g	白芍 9 g	太子参 15 g	炙黄芪 15 g
熟地黄 12 g	枸杞子 12 g	菟丝子 12 g	淮山药 12 g
椿根皮 12 g	金樱子 12 g	玉米须 20 g	芡实 9 g
莲须 9 g			

×7 剂

【四诊】 2007 年 4 月 12 日。

末次月经:2007 年 4 月 6 日,量中等,有血块,经行无特殊不适,舌脉同前,仍拟益肾固冲化瘀法,继予原方续服。

方药:

白术 9 g	白芍 9 g	太子参 15 g	炙黄芪 15 g
熟地黄 12 g	枸杞子 12 g	菟丝子 12 g	淮山药 12 g
椿根皮 12 g	金樱子 12 g	玉米须 20 g	芡实 9 g
莲须 9 g			

×14 剂

上药后 4 月 21 日经净,无特殊不适,舌淡边有齿痕,脉细稍弦,经上方继续调治 2 个月经周期后经转正常。

【按】 该患者天癸已至,然肾气尚未宽盛天癸虽属先天之精,禀自父母,然仍需后天精气之补养,渐致充足成熟。若脾气不足,后天之精气化生障碍,加之患者学习紧张,劳心过度,心脾两亏,更影响天癸的发育成熟,其表现为基础体温不典型双相。脾肾气虚,摄纳气血无权则经血淋漓,少则 10 余天,多则 1 月。经漏之症历时 3 年,病久致瘀,明辨病机变化,不一味摄血止血,而是益肾以固涩,止血并化瘀,经调治 3 个月而瘥。

闭经(7 例)

女子年满 16 周岁月经尚未来潮;或已经建立起月经规律周期后又停止 6 月月以上;或根据自身月经周期计算停经 3 个周期以上者,称为闭经。闭经是妇科常见病和多发病之一,闭经时间过长,会出现头晕、神疲、胸腹闷胀、食欲和精神不振等症状,故古代医家对此病向来非常重视。有关闭经的论述最早当推《黄帝内经》,嗣后在《金匮要略》及历代妇科专著中得以不断的充实,人们对闭经的认识也渐次越来越丰富,兹择其要而概括之。

张景岳认为,闭经有血枯与血隔之不同,血枯属虚,血隔属实,但闭经终为虚证,故治疗一以补养,一以补而通之。

中医学认为冲脉为"十二经之海""冲为血海""任主胞胎"。肝藏血与冲脉相连,肾系胞宫与任脉相连;脾统血,主运化,为气血生化之源;心主血,心气下通,使月经正常来潮。女子以血为本,血为气母、气为血帅,月经的构成有赖于气血的生化调节。故闭经的形成与经络、气血、脏腑功能失调有密切的关系。

闭经的原因很多,根据审证求因的原则,结合临床分述如下:

(1) 血虚因素:大出血、滑胎、多产、房事过密、久患热病燥血,或脾胃不和,或久痢、久疟,或食少而生血乏源,以及寄生虫等引起血海不充,胞宫空虚,导致闭经。

(2) 情志因素:以忧思过度、情志郁结为主。《妇人良方》曰:"……感愤而不得言,多有闭经之虞。"此由七情伤肝,肝气郁结则血滞,引起经水不通,进而肝克脾,致使脾气不畅,运化失职,水谷精微,化为痰湿,以致壅滞胞脉,阻碍血海畅通,引起经闭。

(3) 食物和药物因素:过饮生冷或久服寒药则寒凝血滞,嗜食辛热之品或久服热药则热灼阴伤。其他如久服大量镇静药等都能导致冲任失和的闭经。

(4) 外邪入侵因素:直接损害冲、任、胞宫的病变,如子宫内膜结核及产伤引起的急性子宫内膜炎等,都可产生闭经。

(5) 先天性畸形因素:如无子宫、无卵巢、无子宫内膜、无阴道,以及处女膜闭锁等先天因素的闭经。前人记载的螺、纹、鼓、角、脉即属此范畴。

中医学对闭经的治疗同样是从整体观入手,审证求因,循"虚则补之,实则泻之"的规律,临证需辨证与辨病相结合,中西药并进,可奏捷效。总其临床诸证,有肝肾不足,气血两虚,肝郁气滞(或气滞瘀阻),痰湿阻络,寒凝血滞,热结血滞等型,但不外乎虚实二端。

朱南孙教授认为闭经有生理性和病理性两种,生理性闭经指妊娠期、哺乳期及绝经期的闭经,"季经""避年""暗经"等,则属特殊的生理性闭经。病理性闭经的产生与经络、气血、脏腑的功能失调有十分密切的关系。朱南孙教授结合先贤所论,认为闭经与冲、任脉及肾、脾、肝、心关系最为密切,多由精血亏虚,情志不遂,痰湿阻滞,寒凝血滞,火旺血竭,外邪入侵,先天性生理畸形等引起。总之,闭经的原因多而复杂,迁延日久必有不同程度的症状出现,临床证治,除根据辨证求因,审因论治外,尚需结合实验室检查,力求准确地把握其病因病机,方可对症施治。其治疗,朱南孙教授根据患者的病因和症状,临床分为虚、实、寒、热四大类八个证型进行辨证论治,兹分述如下。

(1) 虚证

1) 气血两虚型:患者多有出血史,以及慢性消耗性疾患,心脾不足而致闭经。症见头晕神疲,心悸气短,面色无华,纳呆便溏,夜寐不宁,舌淡胖有齿痕,苔薄白,脉细弱。此型患者,朱南孙教授治以益气养血,调理冲任之剂。方可用八珍汤、归脾汤、人参养荣汤等加减。常用药:党参、炒白术、云茯苓、大熟地黄、川芎、赤芍、白芍、黄芪、桂枝、当归、鸡血藤、炙甘草等。如兼见冲任虚寒者,可加鹿角片、淫羊藿、巴戟天、肉苁蓉等,以温养其经。

2) 肝肾不足型:患者多因先天不足,后天失养,以致月经初潮推迟,甚则造成原发性闭经;婚后房劳耗损,肝肾亏虚,导致月事不行。症见闭经,形体羸弱,头晕肢软,腰酸,耳鸣,乳房平塌,舌暗,苔薄,脉细软。妇科检查:子宫略小或呈幼稚子宫。此型患者,朱南孙教授治以补益肝肾,充养冲任之剂。偏于阴虚者以左归丸为主加减,偏于阳虚者以右归丸为主加减。常用药:全当归、紫丹参、赤芍、白芍、大熟地黄、淮山药、山萸肉、炙龟板、巴戟天、鹿角片、川续断、川牛膝、菟丝子、枸杞子等。

(2) 实证

1) 肝郁气滞型:患者月经由稀发、量少而渐致闭经。症见神倦抑郁、沉默寡言、纳呆嗳气、胸腹胀满,苔薄、舌暗有瘀斑或散在瘀点,脉弦涩。此型患者,朱南孙教授治以疏肝解郁,理气调经之剂。方用四物汤合逍遥散加减,瘀滞甚者用血府逐瘀汤加减。常用药:全当归、京赤芍、抚川芎、细生地黄、青皮、春柴胡、制香附、延胡索、桃仁、红花、三棱、莪术等。若临床证见以血瘀为主者,则宜《景岳全书》通瘀煎或《妇科玉尺》泽兰汤加卷柏、马鞭草等。

2) 痰湿阻络型:经量渐少以致闭经形体丰腴,神倦嗜睡,纳呆痰多,带下频繁,苔白腻,脉濡缓。此型患者,朱南孙教授常治以燥湿化痰,理气调经之剂。方用苍附导痰汤加减。常用药:姜半夏、云茯苓、苍术、炒白术、制香附、陈胆星、石菖蒲、广陈皮、炒枳壳、鬼箭羽、马鞭草等。

（3）寒证：冲任虚寒者，多系青春期女子，患者经行后期量少，渐至闭经。症见大便溏薄，畏寒肢冷，食少懒言，舌淡胖有齿痕，脉沉细。此型患者，朱南孙教授治以温经暖宫，调理冲任之剂。方以艾附暖宫丸或十全大补汤加减。常用药：西党参、白术、云茯苓、炙黄芪、肉桂、全当归、赤芍、大熟地黄、抚川芎、陈艾叶、制香附、紫石英、鹿角片、巴戟天、淫羊藿、肉苁蓉等。冲任实寒者，血为寒凝，经闭不行，少腹冷痛，四肢不温，苔薄白，脉沉紧。此型患者，朱南孙教授则以《妇人大全良方》温经汤加减。常用药：全当归、抚川芎、京赤芍、川桂枝、莪术、粉丹皮、西党参、川牛膝、泽兰、马鞭草、益母草、卷柏等。

（4）热证：阴虚内热者，血受热灼而干涸，症见经闭，形瘦潮热，头晕乏力，口燥咽干，夜寐不宁，盗汗，便坚，脉细数，舌红，苔少。此型患者，治以清热养阴，调理冲任之剂。方以一贯煎合四物汤加减。常用药：紫丹参、全当归、细生地黄、京赤芍、北沙参、大麦冬、枸杞子、川楝子、地骨皮等。心肝火旺者，症见经闭，头痛，面热，失眠心烦，便坚溲赤，舌绛少津，脉强。此型患者，朱南孙教授治以三和四物汤加减。常用药：生大黄、黄连、黄芩、当归、赤芍、生地黄、川牛膝、泽兰、益母草、石菖蒲等。

案1. 莫某，女，33岁，已婚。

【初诊】 2009年6月26日。

主诉： 产后闭经2年余。

现病史： 患者产前月经规则，周期经期皆有常，2007年患者产后因胎盘滞留造成大出血，经止血、输血治疗后好转。然产后至今经水未转，至今已闭经2年余，全身毛发大量脱落，伴见多尿，多饮，神倦乏力，性欲淡漠。

舌脉： 舌质淡，苔薄白，脉细弱。

辨证： 气血两虚，血枯经闭。

治则： 益气养血，调理冲任。

方药：

潞党参12 g	炙黄芪15 g	白茯苓12 g	当归身9 g
生白术9 g	生白芍9 g	枸杞子15 g	淮山药15 g
覆盆子15 g	熟地黄15 g	巴戟天9 g	鹿角片9 g
桂枝6 g	鸡血藤12 g	炙甘草6 g	

×7剂

【二诊】 2009年7月3日。

药后尚适，精神好转，纳寐亦佳，然经水仍未转，带下似有增加，治宗原法增进。

方药：

潞党参 12 g	炙黄芪 15 g	白茯苓 12 g	当归身 9 g
生白术 9 g	生白芍 9 g	枸杞子 15 g	淮山药 15 g
淫羊藿 12 g	熟地黄 15 g	巴戟天 9 g	鹿角片 9 g
桂枝 6 g	鸡血藤 12 g	炙甘草 6 g	

×14 剂

药后患者无不适，嘱其服上方治疗，至数月后，其配偶来沪代诉，服前方 40 剂后，经水来潮，唯量较少，性感亦有所恢复。

【按】 此案颇类似现代医学所说的垂体前叶功能减退症。可惜有关检查因来沪匆匆未能进行。朱南孙教授认为，此类患者属血枯经闭之范畴，其经闭责之精血不足，气血两虚。用药以圣愈汤合四君子汤双培气血，佐以巴戟天、鹿角片、枸杞子、覆盆子填补其精，桂枝、鸡血藤相伍能温通胞络，补血行血，调理冲任，乃"塞因塞用"之法。对这类闭经施治，须投以王道之品，以补为用，决不可"竭泽而渔"，妄用活血通经之品。

案 2. 孙某，女，29 岁，已婚。

【初诊】 2010 年 8 月 29 日。

主诉： 未避孕未孕 5 年余，月经稀发。

现病史： 自诉 13 岁月经初潮后即每年行经 2～3 次，无规律，量少色淡，4 天始净，经时腹胀，乳胀并作，婚后 5 年余未避孕未孕。曾行人工周期治疗，期间可有规律月经，但停药后病又反复，基础体温单相。末次月经：2010 年 8 月 1 日（行人工周期后来潮）。辅助检查：B 超检查提示子宫偏小（具体报告未见）。

舌脉： 舌暗，苔薄腻，脉细弦。

辨证： 冲任不足，气机受阻。

治则： 滋养肝肾，理气疏络。

方药：

全当归 12 g	赤芍 9 g	川芎 6 g	制香附 9 g
川楝子 9 g	炒枳壳 6 g	续断 12 g	川牛膝 9 g
桑寄生 9 g	桑枝 9 g	河车大造丸 9 g^包	

×14 剂

【二诊】 2010 年 9 月 12 日。

末次月经：2010 年 8 月 1 日，行激素替代疗法（HRT），上药后未感不适，但觉药后带下量稍增,似有腹胀隐隐之经行预感。舌脉详前。治以滋养肝肾,活血通经之法。

方药:

全当归 12 g	赤芍 9 g	川芎 6 g	制香附 9 g
川楝子 9 g	炒枳壳 6 g	续断 12 g	川牛膝 9 g
桑寄生 9 g	桑枝 9 g	泽兰 12 g	益母草 12 g
河车大造丸 9 g^包			

×14 剂

上药后患者经水仍未转,宗上方不变又服 14 剂后,月经于 10 月 2 日来潮,然经量仍偏少。后以健脾益肾、理气疏络之剂巩固疗效,基础体温由单相转为典型双相,嘱其同房。11 月 28 日,患者经事 47 天未转,自测基础体温上升 1 个月未降,查尿妊娠免疫试验(+),诊断为早孕。

【按】 本案中患者须经人工周期月经始能来潮,查系子宫发育不良、基础体温单相无正常所致,证系闭经伴原发不孕。朱南孙教授认为此例患者乃先天冲任不足、肾气亏虚,气机受阻,是故月事不能以时下。故初诊以当归、桑寄生、川续断、河车大造丸滋养冲任,香附、川楝子、桑枝、枳壳理气疏络,川芎、赤芍、牛膝活血调经,达充养血海之效。后又加入泽兰、益母草通经之品,使血海蓄溢有常,经事复潮。继以健脾益肾之剂,促卵助孕,而终获蓝田种玉之喜。

案 3. 李某,女,31 岁,已婚。

【初诊】 2008 年 5 月 10 日。

主诉:闭经 4 月余。

现病史:患者既往月经规则,12 岁初潮,经期 5 天,周期 32 天,婚后 6 载,生育史:1-0-0-0(于 3 年前剖官产一胎,婴儿不幸夭折),患者产时出血甚多,产后闭经半载,情绪郁郁,当时曾至外院就诊,经治疗有所好转,但经来仍无规律,甚则三四个月不行,经行量较前减少。近 2 年未避孕,但未孕。末次月经:2008 年 1 月 3 日。

舌脉:舌暗,苔薄,脉细弦。

辨证:肝失调达,气血亏虚。

治则:益气养血,调冲疏肝。

方药:

全当归 12 g	赤芍 9 g	生地黄 12 g	熟地黄 12 g
川芎 6 g	柴胡 6 g	制香附 6 g	川楝子 9 g

| 川牛膝 12 g | 泽兰叶 12 g | 益母草 12 g |

×10 剂

药后患者月经 2008 年 5 月 29 日来潮。后以圣愈汤加温宫益肾之剂以巩固疗效,于 2009 年 1 月再度妊娠,10 个月后诞下一子。

【按】 此例患者剖宫产后,血去甚多,气血亏虚,兼因婴儿夭折,一时情绪低落,肝气郁滞,肝失调达而血海开阖失司、气郁血滞而闭经。朱南孙教授认为此类肝郁所致闭经首推逍遥散合四物汤,方可再佐川楝子调肝木之横逆,川牛膝、泽兰、益母草活血通经,诸药相伍,气得疏而血得养,汛事故有来复之期。

案 4. 狄某,女,26 岁,未婚。

【初诊】 2010 年 9 月 26 日。

主诉: 月经稀发十余年。

现病史: 患者自初潮起经行不准,一月至数月一行,1 周净,经量尚可,经行无明显血块及痛经等不适。否认性生活史。患者形丰体胖,经事稀发,时而闭经,基础体温单相,月事 1 个多月未转,末次月经:2010 年 8 月 3 日。平素纳呆嗜卧,神倦肢软,腰背酸楚。

舌脉: 舌淡胖,边有齿痕,苔薄,脉濡。

辨证: 肝肾阴虚,痰湿阻络,冲任失调。

治则: 健脾化痰,养血调经。

方药:

制南星 6 g	石菖蒲 6 g	青皮 6 g	陈皮 6 g
三棱 9 g	莪术 9 g	生地黄 9 g	熟地黄 9 g
丹参 15 g	赤芍 9 g	白芍 9 g	川牛膝 9 g
卷柏 12 g	石楠叶 9 g		

×14 剂

【二诊】 2010 年 10 月 10 日。

上药后自觉痰湿已减,但觉口干便坚,然基础体温未升,脉沉细,舌暗苔薄腻。再拟养肝益肾,调理冲任之剂。

方药:

全当归 9 g	丹参 12 g	生地黄 9 g	熟地黄 9 g
制大黄 15 g	枸杞子 12 g	覆盆子 12 g	淮山药 12 g
肉苁蓉 12 g	巴戟天 9 g	石楠叶 12 g	河车大造丸 9 g^原

×7 剂

如此调治 1 个月后患者基础体温遂由单相转为不典型双相,月经于 2010 年 11 月 5 日来潮。

【按】 肥人多湿多痰,痰湿阻其胞脉,气血为之不利,因而经闭不行。此案除痰湿阻络之外,兼有腰酸肢软、口干等肝肾阴虚之征。朱南孙教授投以健脾化痰,养血调经之剂,方以制南星、石菖蒲为君,制南星通胞络之痰滞,石菖蒲芳化开窍醒脑,是痰湿阻络型闭经之要药;生地黄、熟地黄、白芍相伍,功能补血滋阴,最宜肝肾阴虚、阴血不足之闭经;丹参、赤芍、川牛膝、卷柏活血调经;三棱、莪术、青皮、陈皮行气疏络;佐以石楠叶一味,功能温肾助阳,且温而不燥。诸药相伍,行气化痰、活血调经之功,痰湿渐化之后,继以养肝益肾,调理冲任之剂,一旦冲任得养,"寒消则春水自来",经事遂通矣。

案 5. 沈某,女,25 岁,已婚。

【初诊】 2007 年 12 月 3 日。

主诉:闭经 3 月余。

现病史:患者 12 岁即初潮,初起经行尚准,经期 7 天,周期 28 天,然 2006 年 5 月结婚后房事不节、房帏过度,以致肝肾耗损,时感腰酸神疲,肢冷畏寒,兼有晨起便溏,腹胀肠鸣,经来错后量少,甚则闭经,性欲淡漠,迄今 1 年半。且患者婚后至今未避孕,但未孕。平素胃纳欠丰,神倦乏力,略有浮肿,汛事 3 个多月未转,末次月经:2007 年 8 月 17 日。

舌脉:舌淡红,苔薄腻兼见齿痕,脉沉细软。

辨证:脾肾两虚。

治则:扶土益肾,温煦冲任。

方药:

党参 12 g	炒白术 9 g	茯苓 9 g	炙甘草 6 g
当归 12 g	熟地黄 12 g	川芎 4.5 g	赤芍 9 g
肉桂 4.5 g	淫羊藿 12 g	紫石英 12 g	石楠叶 9 g

×14 剂

【二诊】 2007 年 12 月 14 日。

上药后月经于 12 月 8 日来潮,5 天净,经量较前相仿,便溏好转,但仍感神疲乏力,继以温宫调冲法治疗。

方药:

党参 12 g	炒白术 9 g	茯苓 9 g	炙甘草 6 g

| 当归 12 g | 熟地黄 12 g | 川芎 4.5 g | 赤芍 9 g |
| 肉桂 6 g | 淫羊藿 12 g | 紫石英 12 g | 石楠叶 9 g |

×14 剂

【三诊】 2007 年 3 月 16 日。

后患者自服上药 2 个月,经事如期而行。末次月经:2007 年 2 月 1 日,经水 44 天未转,纳旺,神疲,嗜睡,畏寒,脉细滑,晨尿妊娠免疫试验(＋),诊断为早孕,予以益肾安胎治疗。

【按】 患者新婚宴尔,房帏过密,致肾气耗损,肾阳不足,肾精衰少,胞宫失养,以致经来错后量少,甚则闭经。加之脾运不健,命门火衰,故兼神疲乏力,畏寒肢冷,便溏,腹鸣等症。朱南孙教授治以十全大补汤温补中宫,并助以紫石英、淫羊藿、石楠叶暖宫益肾。使肾阳旺盛,精血充沛,月事故能如期而至。经事调匀,阴阳交畅,精血合凝,自然孕育。

案 6. 孙某,女,19 岁,未婚。

【初诊】 2011 年 1 月 9 日。

主诉: 闭经 3 月余。

现病史: 17 岁月经初潮,经事愆期,有时两三个月一行,经量尚可,色红,无血块和痛经史。自 2010 年 9 月 14 日来潮以后,迄今 3 个多月未行。3 个月来形体渐丰,神倦嗜寐,腰酸口干,大便燥结,颜面红赤且有灼热感。

舌脉: 舌红,苔薄腻,脉细数。

辨证: 肾水匮乏,心肝火旺,脉络空虚。

治则: 清心泻火,益肾调冲。

方药:

生大黄 9 g^{后下}	当归 12 g	丹参 12 g	生地黄 12 g
月季花 6 g	川续断 12 g	川牛膝 12 g	泽兰 12 g
益母草 12 g	石菖蒲 6 g		

×7 剂

【二诊】 2011 年 1 月 23 日。

上药后经事遂行,末次月经:2011 年 1 月 17 日,量中等,6 天净,面部烘热,口干,便结等症均见好转。治宗原法。

方药:

| 生大黄 9 g^{后下} | 当归 12 g | 丹参 12 g | 生地黄 12 g |
| 月季花 6 g | 川续断 12 g | 川牛膝 12 g | 泽兰 12 g |

益母草 12 g   石菖蒲 6 g

×14 剂

守上方治疗数月,经事渐能如期。

【按】 张从正曰:"月事不通者,经云,胞脉闭也。胞脉者,属心而络于胞中,今气上遭肺,心气不得下通也。"用三和汤清热泻火,治热结血闭,开治疗热性闭经一大法门。此案闭经责之水亏火旺,心气不得下行,心肾不交。故朱南孙教授治疗先以入心经之生大黄为君,直折上炎之火;臣以当归、生地黄、川续断养血活血,滋补肝肾;佐以益母草、泽兰、丹参,月季花活血通经,石菖蒲开窍醒脑,参照现代医学可调节下丘脑-垂体-卵巢轴功能,故月事遂通。朱南孙教授此案可证刘完素"女子不月,先泻心火,血自下也"一语,洵为卓识。

案 7. 钱某,女,28 岁,未婚。

【初诊】 2007 年 3 月 5 日。

主诉:闭经 3 年余。

现病史:16 岁初潮,初潮后每 2～3 个月一转,经量甚少。近 3 年需用人工周期疗法,经水方行。平素头晕神疲,腰膝酸楚,面色无华,毛发稀少,带下量少,阴道干涩。末次月经:2007 年 2 月 19 日(行激素替代疗法)。

舌脉:舌质胖淡红,舌尖有刺,苔薄腻,脉微细。

辨证:肝肾不足,气血两虚。

治则:益肾养肝,充养冲任。

方药:

当归 12 g	赤芍 9 g	白芍 9 g	熟地黄 12 g
川芎 4.5 g	党参 9 g	莪术 9 g	白术 9 g
续断 12 g	桂枝 6 g	鸡血藤 12 g	淫羊藿 12 g
河车大造丸 9 g^{吞服}			

×14 剂

【二诊】 2007 年 3 月 23 日。

药后精力渐充,小腹微胀,阴中带下稍增。盖因其肾气已动,冲任得润。遂因势利导,宗原方旨,加减调整,以资增进。

方药:

当归 15 g	丹参 15 g	赤芍 12 g	鸡血藤 12 g
川芎 6 g	莪术 9 g	白术 9 g	川牛膝 12 g

川续断 12 g   泽兰 12 g   益母草 15 g

×14 剂

上药服至第 5 剂时经转,量中,色红,略有腰酸腹痛,5 天净。经净后继续滋养肝肾,填充调经,先后调治年余,经水 40～50 天为 1 周期,经量中等,精力亦充,头晕腰酸皆瘥。

【按】 患者病程绵长,详询病史,知其初潮起便周期延迟,经量偏少,此乃先天不足之征象。近 3 年来,患者症情加重,需服西药方才能经转。自诉平素头晕神疲,腰膝酸楚,观其面色无华,毛发稀少,知其气血不充,肝肾不足。故守法守方,全方以八珍汤化裁,益气养血,又以河车大造丸辅助,取其补肝肾填精气之效。一诊后便觉精力渐充,小腹作胀,白带量增。此皆为营血盈满,肾气已动之征,遂增活血逐瘀之药,推动肾气运行,助经血顺势而下。5 剂后经转,继予上法调理,经水渐调,诸症皆瘥。

溢乳闭经(1 例)

闭经伴有溢乳,称溢乳闭经,多发生在产后或因服用某种药物引起,月经往往由稀发到闭止,诊治必须排除肿瘤。治疗可参现代医学之"高泌乳素血证"。

本病的症情较为复杂和顽固,迁延日久,能使生殖系统萎缩,治疗也颇为棘手。现就临床经验所及,谈谈认识和体会。

(1) 月经和溢乳的生理:按照中医学关于人体统一性的认识,妇科和其他各科一样,首先要以内在相互联系的观点,全面地整体地认识女子的生理特点。

女子在解剖上有胞宫和乳房,分别为经妊和哺乳的器官。胞宫在脏腑经络的关系中,以冲任两脉对胞宫的作用最为密切。《灵枢·五音五味》:"冲脉、任脉皆起于胞中。"《素问·上古天真论篇》有云"任脉通,太冲脉盛,月事以时下"。论证了月经的调畅,主要取决于冲任的通盛。而冲任皆循腹至胸,与肝、胃、肾三经相关,肝脉经由期门(位于乳下),胃自缺盆而下于乳,胞脉系于肾。可见乳房、冲任、胞宫在妇女生理上,自有内在的渠道可以沟通。而作为人体的物质基础的"血",则来源于水谷,化生于五脏,因胃的摄纳充养,肝的疏泄,冲任的通盛,经血乃按时而下。经乳二物在性质上是一源两歧。妇女产后哺乳期,阴血上溢为乳则经闭,断乳经行则乳歇,这是正常的生理现象。

(2) 溢乳闭经的病因病机:哺乳期过长的妇女,断乳后可能有一段时期的闭经,也可能一段时间乳汁不断,而后逐渐正常。但有产后不哺乳或断乳后径自溢乳而经闭者,亦与生育无关,发生在更年期或服某种激素类药物,溢乳而经闭不行者,皆为病理现象。

溢乳闭经,前人鲜有论述,《竹林女科》论闭经,以"乳众血枯"名,治以十全大补汤。《济阴纲目·乳病门》论及"有未产前乳汁自出者,谓之乳泣",治选十全大补汤、逍遥汤、归脾汤等方,但未阐明溢乳与月经失调的关系。

古人向有"女子乳头属肝,乳房属胃"之说,而经乳的调节与冲任有密切关系。经云:"冲脉为病,逆气而里急。"里急则冲气无由下达,血亦无下达之路,于是不化经而上逆为乳,溢乳闭经遂成。

另外,劳倦过度,损及气血,房事不节,伤及肝肾,气血统摄失司,不能与心相交,心阳之气不得下降,阴血不能按时下注胞宫而为月汛,则反顺为逆,血不归经而上逆为乳汁。

朱南孙教授辨治溢乳闭经分为 3 种证型。

(1) 肝肾亏损,肝气上逆:症见经水由落后量少而至经闭,乳汁泌溢,质稀,腰酸神疲,头晕,便坚,面色晦暗,乳胀,情志抑郁,舌暗,苔薄,脉弦细。治宜疏肝养血,调理冲任。

肝为乙木,藏血。主疏泄,而司血海。肝与月经、乳汁的生理联系甚为密切。肝血充足。疏泄有常,则月经按时而至。乳汁分泌正常。肝血不足,疏泄失常。肝气上逆,血不归经,则经水由延期量少渐至经闭,乳汁自溢,质稀,腰酸神疲。头眩。便秘,面色晦暗,乳胀,情志抑郁,舌紫暗,脉弦细。朱南孙教授通过多年临床摸索,认为此证型应以疏肝养血顺经为要,选用四物合逍遥加减方。方中当归、丹参、赤芍、川芎养血活血;柴胡、郁金、香附、枳壳疏肝解郁;蒲公英、全瓜蒌、川牛膝、王不留行散结消胀、降逆顺经。养血活血以益精;疏肝顺经则血归其正。此法用于闭经溢乳初起,兼见肝郁症状者,收效显著。

(2) 脾肾不足,气血两虚:症见经闭不行,乳汁自溢,质清稀,面色㿠白,头晕腰疼,纳呆便溏,畏寒,脉细缓,舌淡边有齿痕、苔薄。治宜健脾益肾,调补气血。

本病初起常不被重视。或过食辛辣,胃热壅滞;或久为肝郁,阻碍运化;或忧思恼怒,暗耗阴血而致冲任气机失调,脾胃生化受阻。脾统血,为气血生化之源,后天之本。后天不足,先天匮乏,渐致脾肾不足,故见经闭不行,乳汁自溢质清稀,面色㿠白,舌淡,边有齿痕,脉细缓。朱南孙教授常以健脾益肾固其本,调补气血充其源的治则。用圣愈汤合右归丸加减,方中以党参、黄芪、当归、川芎、熟地黄、赤芍、白芍益气养血。选淮山药、枸杞子、鹿角片、巴戟天、肉桂、鸡血藤健脾益肾,朱南孙教授在临证时先以固本资源,继予调经通经,每能使患者阴道分泌物日渐增多,泌乳减少。如坚持治疗可收预期之效。

（3）肾虚血枯，心肝火旺：症见经闭不行，乳汁自溢，质稠色黄，乳头瘙痒，头痛，寐不安，心烦易怒，咽喉干痛，便坚溲赤，舌红，苔薄，脉细数。治宜补益肝肾，宁心疏肝。

本病症情复杂，病程较长。常涉及多个脏器、多个系统的病变。临床可见经闭不行，乳汁质稠色黄，乳头痒疼，头痛，寐不安，心烦易怒，咽喉干痛，便坚溲赤，舌红，脉数等症状。朱南孙教授认为本证多因劳倦过度，损伤气血。房事不节，斫伤肝肾，血不能养心所致。胞宫无阴血滋养则无月汛，阴血随气上逆则为溢乳。此为肾虚血枯，心肝失养，虚火偏旺之证。当以养阴血，清虚热，疏肝利气调经之法，方用四物汤、增液汤合逍遥散加减。方中当归、生地黄、赤芍、川芎、元参、麦冬、黄芩、钩藤养阴血清虚热；逍遥散加川牛膝、泽兰叶疏肝利气调经；肉苁蓉、柏子仁补肾益精、养心宁神。本证单用中药治疗，收效缓慢，如配合西药人工周期疗法，可改善病情，提高疗效。朱南孙教授将溢乳闭经分为三型。虽立三法，皆以四物汤养血调冲，肝经郁结，肾亦郁也，气机不畅，胞脉为之闭也；肝气上逆，虽见肾虚，但不从肾治，用逍遥散舒肝之郁，即开肾之郁也。肝气舒而精自通，精旺而水自利，不治而治，是故病愈。

案. 魏某，女，31 岁，已婚。

【初诊】 2011 年 8 月 24 日。

主诉： 产后闭经 1 年余。

现病史： 患者既往月经尚规则，初潮 14 岁，经期 5 天，周期 30 天，经量中等。28 岁结婚，婚后曾连续流产 2 次，第 3 胎怀孕后经保胎而过月生产，产时出血不多。然产月中因患肝炎未哺乳，不久病愈。患者产后至今已有 14 个月未行经，然乳汁自溢。平素自觉头晕神疲，嗜寐，晨起面浮，腰脊酸楚，饮食尚可，二便尚调。

舌脉： 舌偏红，苔薄黄腻，脉细缓。

辨证： 脾肾不足，气血两虚之证。

治则： 健脾益肾、调补气血。

方药：

当归 9 g	熟地黄 12 g	赤芍 6 g	白芍 6 g
川芎 4.5 g	党参 12 g	黄芪 12 g	白术 9 g
茯苓 9 g	鹿角片 9 g	巴戟天 9 g	石楠叶 9 g

×7 剂

上药后患者仍见溢乳，嘱原方加生谷芽、生麦芽各 15 g，再进 7 剂。

【二诊】 2011年9月7日。

服药后仍未转经,但觉小腹胀痛,阴道分泌物增加。遂宗原法,佐以理气调经之法。

方药:

当归9g	熟地黄9g	赤芍9g	党参9g
川牛膝9g	泽兰9g	茺蔚子9g	川芎4.5g
广木香4.5g	枳壳6g		

×7剂

【三诊】 2011年9月14日。

药后未转经,腹胀隐隐,带下尚充,溢乳似有减少。舌脉详情如前,治宗原法增进。

方药:

当归9g	熟地黄9g	赤芍9g	党参9g
川牛膝9g	泽兰9g	茺蔚子9g	川芎4.5g
广木香4.5g	枳壳6g	三棱12g	莪术12g
红花12g			

×14剂

上药服后月经虽至,经量仍少,但乳汁外溢较前减轻。再拟脾肾双补,佐以调经活血治疗月余,溢乳停止,月经按时而至。随访数次,诸恙皆愈。

【按】 此例患者既往冲任不足,气血亏虚,胞脉无以系,以致数次堕胎,三胎虽保胎成功然未过月而产。产后体虚,外邪入中而发为肝炎,虽少时即愈却仍影响哺乳,虽未致断奶之时却不得不停止哺乳。其后仍体虚未复,脾肾不足而先后天之精无以为继,血海空虚,开阖失司,血海不能按时满溢故经水不能如期二转。且气虚固摄失职,终见乳汁自溢。故朱南孙教授治疗该案以补血填精、健脾益气为主,使血海得以按时满溢而经水自行,气血旺盛而溢乳得止。且患者体虚日久,调理乃非一朝一夕之事,当徐徐图之。

肥胖型闭经(3例)

肥胖型闭经一般以中青年患者多见。先是月经落后量少,渐至闭经,体重随之增加,并有症状出现。推其病因,多由心意不遂,情志抑郁。中医则责之脾虚运化失职,湿聚脂凝,脉络受阻,营卫不得宣通,血海空虚,体胖经闭遂成。笔者曾治愈多例,现将治疗体会作一粗浅介绍。

(1)脾肾阳虚,痰湿阻络:本型在临床较为常见。其病机突出为后天脾运不健,湿聚脂凝,胞脉闭塞。症见体胖经闭,头晕神疲嗜睡,纳呆便溏,胸闷痰多,面色㿠白,腰酸肢楚,尿少,周身肌肉发胀,舌淡,苔白腻,脉濡。治拟化湿导痰,温脾通络,以涤痰汤加减。方药:陈皮、姜半夏、茯苓、山楂肉、神曲、莪术、白术、制香附、胆南星、石菖蒲、桂枝、鸡血藤。待胃纳佳,精力渐充,乃进健脾补肾,益气养血调经之剂,方取八珍汤加川续断、桂枝、鸡血藤。如经水已行,则以附桂八味丸或右归丸充养冲任。

(2)肝郁气结,痰湿阻络:本型患者一般脾胃素盛,体质尚实,由于情志不畅,心气郁结,肝失调达,脾土受侮,痰火胶结,阴津被劫,脉络空虚。症见体胖经闭,头痛,心烦易怒,口干便坚,纳旺,胸闷气促,尿少,肢体肿胀。舌红,苔薄,脉沉细弦。治法宜先泻心火,疏肝气,予以凉膈散、丹栀逍遥散加减;丹皮、赤芍、生地黄、大黄、柴胡、广郁金、川续断、牛膝、泽兰叶、卷柏。待便通尿利,胃气下泄,肝得条达,再以养血调经,用泽兰汤合柏子仁丸加减:当归、丹参、赤芍、生地黄、川续断、牛膝、泽兰叶、益母草、柏子仁、卷柏、鬼箭羽、马鞭草。待经行后以归肾丸(当归、熟地黄、枸杞子、淮山药、山萸肉、茯苓、杜仲、菟丝子)调益肝肾,充养血海。

案1. 谈某,女,18 岁,未婚,学生。

【初诊】 2007 年 9 月 14 日。

主诉: 闭经 8 月。

现病史: 14 岁月经初潮后,周期惯常落后量少。初诊时月经已 8 月未转,体胖(体重 69 千克),神疲嗜睡,头眩,痰多纳呆,腰疼,带下,全身肌肉胀痛,皮肤瘙痒,下肢及腋下有紫纹。曾经行内分泌检查,排除库欣综合征。

舌脉: 脉沉细,舌苔白腻。

辨证: 心脾不足,脾失健运。

治则: 健脾祛湿。

方药:

胆南星 12 g	姜半夏 9 g	陈皮 6 g	石菖蒲 12 g
制香附 9 g	石菖蒲 12 g	丹皮 12 g	赤芍 9 g
黄柏 6 g			

×7 剂

如此按月调治七八月,痰湿递减,体重渐降。以后经水虽不准时,但能自转。

【按】 患者体胖多湿,湿碍脾运,上泛为痰,下注为带,治疗先以涤痰汤加减:胆南星、姜半夏、陈皮化痰涤湿;石菖蒲、制香附开窍通心,理气疏络;丹皮、赤芍、黄柏清热泻火,活血调经。服药 12 剂后,心气下达,精神略振,并有腹胀感。心络于胞中,腹胀为行经先兆,乃因势利导,以当归、丹参、川芎、鸡血藤养血活血;马鞭草、鬼箭羽除湿通络;威灵仙宣脾疏络;淫羊藿、川牛膝引药入胃。全方通经力专而猛,药后经转。因患者体丰痰盛,脾肾阳虚,气血资生乏源,所以平时以参苓白术汤加肉桂、鹿角片、巴戟天、淫羊藿投之,温脾益肾,调补气血;行经期间以四物合通瘀煎,养血活血通瘀。如此攻补兼施,经量逐渐增多,诸症悉除。

案 2. 许某,女,23 岁,未婚。

【初诊】 2006 年 12 月 11 日。

主诉: 闭经 1 年余。

现病史: 月经初潮 14 岁,周期素来不准。18 岁赴国外求学后,经水由落后量少而至经闭,3 年来体重由 60 千克增至 74 千克。22 岁返沪治疗。经西医妇科检查子宫正常大小。经血内分泌检查,雌激素水平与促卵泡成熟激素均低于正常值。甲状腺素测定与糖耐量测定正常。蝶鞍 X 线片及分层摄片无明显异常,基础体温长期显示单相。用人工周期治疗则经转,停药后仍经闭。初诊时已一年余未转经。

舌脉: 舌红,苔薄,边有齿痕,脉细数。

辨证: 脾虚肝郁,肾水不足。

治则: 疏肝通脾,滋肾养血。

方药:

丹参 20 g	生地黄 15 g	赤芍 15 g	柴胡 9 g
制香附 12 g	川楝子 12 g	制胆星 12 g	石菖蒲 15 g
莪术 12 g	白术 12 g	三棱 12 g	青皮 9 g
山楂 9 g			

×20 剂

【二诊】 2006 年 12 月 31 日。

服药 20 剂后有小腹胀感,继予活血破瘀,通利冲任。服至第 7 剂经水即转,量少色淡,2 天即净,基础体温后阶段呈阶梯样上升。

方药:

丹参 20 g	川续断 12 g	赤芍 15 g	柴胡 9 g
制香附 12 g	川楝子 12 g	莪术 12 g	白术 12 g
三棱 12 g	青皮 9 g	川牛膝 12 g	泽兰叶 15 g

山楂 9 g　　　　　马鞭草 15 g　　　　鬼箭羽 15 g

×10 剂

此后患者转调理,平时服越鞠丸、归肾丸。随访 4 月,周期、经量正常,基础体温双相。

【按】　患者月经初潮迟,行而又闭,多因先天不足,而致肝肾亏虚。肾阴亏损,则精亏血少,冲任血虚,血海不按时满,可致闭经。阳虚痰湿内停盛,故体形略胖。胃纳虽旺,脾不输精,痰聚脂凝,火越于上,阴涸于下,心肾交通失司。欲输精达肾以资胞宫,必使中焦脾土疏松,肝木条达,故先予疏肝通脾,以除积痰。肝肾不足,经血亏乏,经源枯竭,以致经脉闭止。欲其不枯。

案 3.　谈某,女,18 岁,未婚。

【初诊】　2009 年 9 月 4 日。

主诉:闭经 8 月余。

现病史:14 岁初潮后,周期惯常落后,经量涩少,渐至闭经,现已 8 个月未转。体胖(76 千克),神疲嗜睡,头眩,痰多纳呆,腰酸,带下,全身肌肉胀痛,皮肤瘙痒,下肢大腿内侧及腋下有紫纹。末次月经:2009 年 1 月 6 日。

舌脉:苔白腻,脉沉细。

辨证:脾阳不足。

治则:解凝制静。

方药:

制南星 6 g	姜半夏 6 g	广陈皮 6 g	石菖蒲 9 g
制香附 9 g	牡丹皮 9 g	赤芍药 9 g	川黄柏 6 g

×12 剂

【二诊】　2009 年 9 月 18 日。

服药后精神略振,经水未转,尚有腹胀感。治拟因势利导,养血活血,除湿通经。

方药:

当归 15 g	丹参 15 g	川芎 6 g	鸡血藤 12 g
马鞭草 12 g	威灵仙 12 g	淫羊藿 12 g	川牛膝 12 g

×12 剂

【按】　按上方治 1 月后果使经转,但经量甚少,如此按月调治七八个月,痰湿渐化,体重渐降,下肢发胀及皮肤瘙痒消失。以后经水虽不准时,但能自转。惟仍感神疲嗜睡,纳呆便溏。盖患者之闭经,乃体丰湿盛,脾肾阳虚,湿碍脾运,则上泛为痰,下注为带。脾失健运,后天之本匮乏,气血资生乏源,因此平时宜温脾益肾,调补气血,以静待动,方用参苓白术散加肉桂、鹿角片、巴戟天、淫羊藿;行经期间以四物汤合通瘀煎,养血活血通瘀。再调一载,经量逐渐增多。如此动静结合,先攻后补,乃收全功。

经行头痛(3例)

每逢经期或行经前后出现以头痛为主要证候的病证,称为经行头痛。本病在清代张璐《张氏医通》中有"经行辄头痛"的记载。张璐认为"每遇经行辄头痛,气满,心下怔忡,食之减少,肌肤不泽,此痰湿为患也"。另外,他还认为经行头痛与气血亏虚有关,如"每遇经行辄头痛,此气虚血弱也,经行时阴血下注冲任,髓海失养,以致头痛"。

朱南孙教授认为经行时阴血下注冲任而为月经,经行时气血虚弱,若素体虚弱,脾虚化源不足,精血无源,运化失职,生湿生痰;或情志所伤,肝气郁结,肝之阴血不足,经前冲脉气旺,上逆犯于清窍,均可致血不上充髓海,清窍失养,脑络空虚,是以发生头痛。治当益气养血容脑。

案1. 吉某,女,38岁,已婚。

【初诊】 2007年11月17日。

主诉: 经行头痛10年。

现病史: 13岁初潮,月经规则,经期5天,周期27~28天,量偏少,色深,无痛经,生育史:2-0-4-2(4次流产、3次人工流产、1次宫外孕、剖宫产2胎)。10年前剖宫产后出现经行头痛,每逢月经第1日即发,痛位固定,仅为半侧头痛,持续1天后可自行缓解。平素夜寐梦多,神疲,乏力,伴头痛甚剧。末次月经:2007年10月20日。

舌脉: 舌淡红,苔薄腻,边有齿印,脉沉细。

辨证: 气血两虚,心脑失养。

治则: 益气养血,荣脑。

方药:

党参20g	炙黄芪20g	当归30g	熟地黄15g
川芎6g	何首乌12g	枸杞子12g	女贞子12g
巴戟天12g	肉苁蓉12g	石楠叶9g	石菖蒲9g
白芷3g			

×20剂

经上方调治数月后,患者经行头痛渐止,半年后病瘥。

【按】 经行头痛,症随月经周期而作,常与冲脉之盈亏有关,每当阴血下行冲脉之际,则无以上承荣脑,故而头痛不已,本例患者平素即气血不足,经源匮乏,故经行量少,头痛,今患者婚后又多次行人工流产术,令胞宫受损,肾气耗伤,加之一次宫外妊娠,二度剖宫产史,房劳多产,精血耗伤,冲任、胞宫受损,肾气大伤,精血日益匮乏,无以上荣脑窍致头痛,血虚则心神失养,故见夜寐梦多,而神疲乏力、舌淡红、脉沉细均为气血不足之象,故治本病当以益气养血为主。患者多产伤肾,予以枸杞子、女贞子、巴戟天、肉苁蓉补肾益精填髓,石楠叶、石菖蒲开窍醒脑。《本草纲目》云:"妇人血风眩运,翻胃吐食。白芷色味辛,行手阳明庚金;性温气厚,行足阳明戊土;芳香上达,入手太阴肺经。如头目眉齿诸病,三经之风热也,辛以散之;如漏带痈疽诸病,三经之湿热也,温以除之。为阳明主药,故又能治血病,胎病,头痛挟热,项生磊块者,服之甚宜。"故以白芷治血病,散阳明头痛。

案 2. 方某,女,29 岁,已婚。

【初诊】 2006 年 2 月 27 日。

主诉: 经行头痛 10 余年。

现病史: 患者既往月经规则,初潮 15 岁,经期 7 天,周期 30 天,量中,无痛经。生育史:0-0-0-0。自初潮起患者即出现经行头痛,头痛自经前两三天即起,持续整个经期,经前尤甚为主。平素工作压力较大,夜寐欠安,大便易溏,烦躁易怒,末次月经:2006 年 1 月 31 日,量色同前,经期将近,乳胀、眼眶、头侧、后头疼痛。

舌脉: 舌暗偏红,苔薄,脉细弦数。

辨证: 阴血不足,心脑失养。

治则: 养血荣脑,宁心安神。

方药:

黄芪 15 g	当归 15 g	熟地黄 12 g	川芎 6 g
淮小麦 30 g	炙甘草 6 g	茯苓 12 g	茯神 12 g
枸杞子 12 g	天麻 9 g	白芷 3 g	石菖蒲 9 g
何首乌 15 g			

×7 剂

【按】 本例患者主因肝郁阴血不藏、阴血亏虚,不荣则痛,阴虚血少则肝木乏水濡养,肝阳偏亢,肝阳沿经络直上巅顶,故见经行头痛,烦躁易怒,加之患者平素压力较大,肝郁不舒,肝经郁滞,故见乳胀,肝阳偏亢,肝木克伐脾土,致脾失健运则见大便易溏。舌暗偏红,脉细弦数均为阴虚阳亢之象。肝郁阴血不藏,既已阴血亏虚,则补血为要,平肝为次,仅投天麻一味。因工作压力较大所致之夜寐欠安,烦躁易怒,治拟宁心安神,予淮小麦、炙甘草、茯苓、茯神,再予白芷、石菖蒲开窍醒神,枸杞子、何首乌补益肝肾,则药到病除。

案 3. 顾某,女,28 岁,已婚。

【初诊】 2006 年 7 月 15 日。

主诉:经行头痛 1 年半。

现病史:患者既往尚月经规则,14 岁初潮,初潮后 2 年因功能失调性子宫出血多次入院输血治疗,后经中药调理后好转,经期 3～4 天,周期 30 天,量中,无痛经。2005 年剖宫产 1 胎后出现经行第 2 天头痛,平素易头晕,胸闷。生育史:1－0－0－1。末次月期:2006 年 7 月 11 日,未净,量中。

舌脉:舌淡暗,苔薄黄腻,边有齿印,脉细软。

辨证:气血两虚,冲任不足。

治则:益气养血,调补冲任。

方药:

党参 15 g	炙黄芪 15 g	淮小麦 30 g	炙甘草 6 g
白术 9 g	白芍 9 g	当归 15 g	熟地黄 12 g
枸杞子 15 g	砂仁 3 g	巴戟天 12 g	淫羊藿 12 g
川芎 6 g	石楠叶 9 g		

×7 剂

【按】 患者有功能失调性子宫出血史,加之产后体虚,气血未充。其病机皆在于气血不足,心脑失养。治疗均体现益气养血荣脑的方法。采用圣愈汤益气养血,四物汤补血活血,使精血上充髓海,荣泽清窍,《药类法象》云川芎:"补血,治血虚头痛之圣药也。"患者先天脾肾不足,冲任不固,发为功能失调性子宫出血,予八珍汤双补气血,枸杞子、巴戟天、淫羊藿补益肝肾,川芎补血止头痛,石楠叶温肾开窍,砂仁开胃健脾,以助运化,如此则共收良效。

经行泄泻(1 例)

女性每值经期或月经前后出现的泄泻症状,称为经行泄泻。其发生与月经周期关系密切,具有经前、经期发病,经后自然缓解,下次月经期重现的特点。朱南孙教授认为本病多与素体脾肾虚弱,阳气不足有关。经行之时阳气随之下泄,脾肾阳气不足,脾虚运化不健,则水湿停滞,肾阳不足,则气化无力,关门不利,水湿下注大肠则发为泄泻。治当以温补脾肾为主。

案. 夏某,女,18 岁,未婚。

【初诊】 2007 年 2 月 14 日。

主诉: 经行大便溏泻 1 年。

现病史: 14 岁初潮,月经规则,经期 6 天,周期 30 天,量中,无痛经。近 1 年来每次经转大便溏泻,日有 2～3 次,持续至经净,无腹痛,无呕吐、恶心等其他不适。平素纳可,便调寐安。末次月经:2007 年 2 月 13 日。

舌脉: 舌暗,尖红,边有齿印,苔白腻,脉沉细。

辨证: 脾肾虚寒,冲任不固。

治则: 温脾益肾,调理冲任。

方药:

焦潞党参 15 g	炙黄芪 15 g	淮山药 15 g	菟丝子 12 g
覆盆子 12 g	煨金樱子 12 g	补骨脂 12 g	椿根皮 12 g
海螵蛸 15 g			

×12 剂

【二诊】 2007 年 3 月 21 日。

末次月经:2007 年 3 月 16 日,量中。本次行经大便正常,家属代诊,脉舌不详。证属脾肾不足,治宗前法,温脾益肾,调理冲任。

方药:

焦潞党参 15 g	炙黄芪 12 g	淮山药 15 g	菟丝子 12 g
金樱子 12 g	枸杞子 12 g	补骨脂 12 g	玉米须 30 g
海螵蛸 15 g			

×15 剂

【三诊】 2007 年 6 月 20 日。

末次月经:2007 年 6 月 10 日。现经行水泻已除,脾肾素虚,冲任固涩乏力,舌暗尖红,苔白腻,脉细。治拟健脾益肾,固摄冲任。

方药:

焦潞党参 15 g	焦白术 9 g	淮山药 12 g	椿根皮 12 g
补骨脂 12 g	玉米须 30 g	煨金樱子 12 g	菟丝子 12 g
桑寄生 12 g	海螵蛸 15 g		

×10 剂

【按】 脾主运化,肾主二阴,本例患者自幼体弱,素体脾肾阳虚,运化失司,故每于经期经血下行冲脉之际,则脾肾愈虚而泄泻,本病治之当以温补脾肾为主,一诊处方用焦潞党参、炙黄芪补益元气,二药取其炮制后之温性,增强患者平素阳虚之体质,菟丝子、覆盆子温补肾阳;淮山药、煨金樱子、补骨脂、海螵蛸健脾温阳止泻;椿根皮燥湿止泻,患者药后即见经期大便正常,二诊则治宗前法,仍以温脾益肾为主,加用女贞子补肾,玉米须本为利尿之药,本方用之则取其"利小便所以实大便"之功,如此用法,可见本方用药之妙,三诊仍以温肾健脾为主,加用焦白术、桑寄生加强健脾补肾之功,药后患者脾肾运化之力渐强,故经行水泻之症渐除。

经前乳胀(1 例)

经前乳胀,顾名思义系指经前 3~7 天或在经期发生乳房胀痛,也有从月经中期即开始,这些症状在行经后一般均会自然消失,亦有延续到经净数天才完全消失的,周期发作可达数年。乳胀的程度,有单独乳房作胀、乳头疼痛或两者合并出现者,触痛敏感,甚则有乳房胀大、结块者,亦有乳房平塌松软而触痛者。本症包括现代医学的经前期紧张综合征。经前期紧张综合征是指妇女在月经前期出现生理、精神、行为等方面的改变,月经来潮后,症状即消失的症候群,其症状除经前乳胀外,还可以有情绪改变、精神意识不正常、头疼、浮肿、吐衄、消化不良等症,但其中以经前乳胀症为最常见,并可以与其他症状夹杂出现。乳房与女性生殖系统有密切的关系,女性的性激素功能失调也常常会影响乳房的生理功能,因此经前乳胀与某些生殖系统疾病有关,如月经失调、痛经、不孕症中都可以出现经前乳胀症。

在历代中医妇科著作中,对经前乳胀的记述很少,更没有单独的论述,其实在临床中主诉经前乳胀的患者很多,这一病症对妇女的心身健康极有影响,因此患者将其作为主要不适前来就医的较多。中医学常常是以症状作为病名的,经前乳胀在临床较为常见,其病因病机又有特殊性,故将它作为一个独立的疾病加以讨论。

经前乳胀产生的原因可有冲任不足、情志刺激、邪热感染。可因其中一个因素所致,也可 3 个因素先后影响、同时引起。究其病因,又不外乎内、外二端。冲任不足是内因,由于先后天不足,自幼体弱,发育受影响。情志刺激,外邪感染则是外界刺激因素,但外因所致乳胀,常有内因基础的存在。

经前乳胀的病机,主要是由于内、外病因导致肝经气郁。盖肝为将军之官,性刚,喜条达疏泄,如情志刺激,冲任受损,邪热蕴结则气郁,肝气难于疏泄,则横逆犯胃。乳头属肝,乳房属胃,肝郁胃阻,故见乳头疼痛,乳房胀痛。肝经的循行路线,自大趾丛毛之际起,循阴股,过阴器,抵少腹,上行入肝胆,联络胆腑,上贯膈膜,散布胁肋,乳头为其所管辖。任脉起于少腹内,出会阴,进入阴毛部,循腹过关元,直上达咽喉,有些腧穴如曲骨、中极、关元等都与肝经相会。冲脉的循行路线虽然与足阳明胃经、足少阴肾经的关系较为密切,但它也起源于少腹,出会阴,与任脉、肝脉相会。冲脉为十二经汇集之处,又称血海,而肝主藏血,冲脉与肝经有直接的关系。冲、任脉是妇科两条主要的经脉,妇科的生理特点和病理变化都与冲、任两脉的盛衰直接相关,肝经又和冲、任两脉有密切的关系。因此,妇女生殖系统的许多疾病是与肝经密切相关的。

根据以上病因病机和临床表现,朱南孙教授将经前乳胀归纳为以下几个类型。

(1)肾亏冲任不足,肝气阻滞:本型患者多禀赋不足,初潮较迟(16～18岁),子宫大小多常小于正常,常伴有原发性痛经,青春期少女占多数。

症状:经前乳胀,胸闷,经行落后,量少腹痛,腰酸神疲,已婚妇女则有小腹冷痛,性欲淡漠,脉沉弦,舌淡苔薄白。

症状分析:女子月经,一般以 14～16 岁间初潮较正常,因在此期间,肾气盛,天癸至,任脉通,太冲脉盛,气血充沛,血海盈满,月事应按时而下。肾为先天之本,又为藏精之所,属水脏。肾水不足,肝失涵养,肝气难以畅达,而有是症,或冲任气机不畅,肝失条达,难以疏泄,则行经前有乳胀。如自幼多病,肾虚冲任不足,导致发育不良,初潮推迟,直肠指检子宫小于正常,经血不能畅流,大多有原发性痛经。临床症见月经后期,经前乳胀、胸闷、乳房触及结节,伴有痛经,畏寒,肢软,舌暗、苔薄白,脉细。已婚者如有耗损肾气的因素,则婚后多不易受孕,而见腰酸腹冷,性欲冷淡,基础体温往往显示排卵不良。

治当温养肝肾治本,疏通经络治标,先治标后治本,也可标本兼治。方药:当归、赤芍、川芎、制香附、柴胡、郁金、青皮、白术、乌药、陈艾、鹿角、紫河车。便溏加炮姜、补骨脂。当归、赤芍、川芎养血调经;香附、乌药宽胸行滞、理气止痛;柴胡、郁金疏肝解郁,与香附、乌药配伍,使肝气下达,经水畅流,腹痛减轻,乳胀自消;青皮、白术疏肝通脾气;陈艾、鹿角、紫河车温养胞宫,助长子宫发育作用。青春期患者在经后,应着重温养气血、调补肝肾,可选成药右归丸、乌鸡白凤丸、十全大补丸等。

(2)外邪阻滞,肝郁火旺(外因引起):本症以中年妇女为多见,可伴有附件炎,原发或继发不孕。

症状:经前乳胀,乳房膨大,触痛敏感(大多数在月经中期即腹胀、腹痛同时出现),或触之有块,内热,心烦易怒,经来或期中腹侧疼痛拒按(妇科检查附件有压痛),平时常有黄带如脓,舌红,苔黄,脉弦数。

症状分析:湿热之邪,蕴留在任脉,气滞不畅,上则肝气受阻,故见经前乳胀,乳头痛,心烦易怒,经行则少腹痛。伴有妇科检查附件有压痛的,即所谓"任脉有病,女子带下瘕聚"者,则符合临床盆腔炎表现。

治当以清热利湿,疏肝泻火为主。方药:蒲公英、红藤、牡丹皮、赤芍、柴胡、延胡索、郁金、制香附、川楝子、败酱草。蒲公英、败酱草、红藤清热解毒,消肿止痛,既消乳房肿块亦消瘕聚,并治腹痛带下;牡丹皮、赤芍清热活血止痛;郁金、香附、川楝子因势利导,疏肝解郁。如下焦湿热重,小便涩痛不畅,伴有尿感症状重者,加川柏皮、地龙、车前子、薏苡仁,清下焦湿热,通利小便。一般期中有反应时,即可服此方,经量多者,经期停服。

(3)阴虚火旺,肝郁气滞:本型患者常有出血史或持续性低热。

症状:经前乳胀,延及胁肋,或乳头胀痛,乳房松软无块,心烦易怒,经来提前量多(或少),色深红,有紫血块,口干咽痛,失眠头晕,便坚,面色灰暗,舌红少苔或干裂,脉弦细而数。

症状分析:本型以中年以上,40岁左右妇女为多,从症状来看,属虚证而有热象,患者一般由于出血或低热使阴血耗损,而形成阴虚和虚火偏亢,乳房松软平坦是阴血不足之象。阴血不足则虚火横逆,乳头痛,胸胁掣痛乃是肝火横逆之象。

治拟滋养肝肾,清热润燥。方药:生地黄、玄参、麦冬、女贞子、桑椹、柴胡、郁金、全瓜蒌、柏子仁、枳壳。本方以养阴为主,肝属木,木易生火,取其滋水涵木,起柔肝作用。方中生地黄、玄参、麦冬均为甘寒滋润生津药物,名增液汤,治口干咽痛,与女贞子、桑椹同用能安眠治头晕,濡润大肠,加全瓜蒌、柏子仁,可助通便。柴胡、郁金、枳壳为佐药,清肝疏肝解郁,使肝气下达肝火平伏。胸胁及乳头疼痛,于经前预服减轻症状。月经失调,量多提前亦可改善。

(4)肝脾气滞,水湿内流:本型患者属体实肝盛,都有气滞较甚的症状,常伴有输卵管阻塞或通而欠畅而原发或继发不孕。

症状:经期乳胀胸闷,期中即开始乳胀、腹胀并作,食欲不振,泛泛作恶,面浮肢肿,舌苔薄腻,或舌边有青紫,脉弦。

症状分析:本型患者基础体温一般双相,冲任尚充足,肝气旺盛,湿邪凝聚于冲、任两脉,肝气不得疏泄,而影响到乳房,出现乳胀。有些患者原有外邪阻滞,但邪正相搏的阶段已经过去,热退湿滞,肝仍不得疏泄,影响脾胃功能,脾胃运化失职,水湿泛滥,致面浮肢肿,食欲不振,泛恶嗳气,常有心情忧郁,情怀不遂。

治以疏肝通脾,利气行滞为基本治则。方药:当归、制香附、青陈皮、郁金、莪术、白术、茯苓、路路通、枳壳、娑罗子、石菖蒲。当归、香附、郁金利气调经解郁;白术、茯苓健脾化湿;青皮疏肝健脾,治胸腹胀痛;路路通、娑罗子消胀满之甚者,可疏通脉络,路路通入肝经,利水通络,祛经络之留滞,有清利湿热之作用,娑罗子入肝、肾经,其性下降,能疏泄气滞,用于气郁所引起的胸脘作胀,颇有效果,常两味同用,加石菖蒲一味开窍通络。如患者有附件炎史,输卵管通而欠畅者,在经后第一天服,或根据基础体温排卵前一二天服,以防宫外孕。湿热重者加地龙、车前草。大便秘结加桃仁、月月红、川大黄,加强疏泄肝气之力。

朱南孙教授指出,经前乳胀一病,其标在肝,其本在肾,系肝、脾、肾三经受病。临床虽然分为以上四种类型,但亦有两型症状互见者,治疗时须予兼顾。此外,还可根据症情加入娑罗子、橘叶、橘络、丝瓜络、路路通等,以疏通乳络;兼有乳癖者加王不留行、穿山甲,甚者加海藻、昆布、夏枯草,以增强软坚散结通络之力。

以上各型的经前乳胀主要是由于冲任不足和冲任有病,使肝气阻滞而引起。老、中、青妇女都可发生,都有心烦易怒的精神症状。经前乳胀与精神刺激,情志不悦因素的影响有关,但这不是引起本症的主要因素,而是致病因素中的一种,精神因素往往产生在久婚不孕者,由于不孕,而产生情绪不畅,心烦易怒。

临床上发现某些经期乳胀患者,久服疏肝理气药后,经水会提前量多,期中出血,乳胀症状不见减轻,阴虚火旺之象更甚,使用养血柔肝药后月经情况好转,乳房胀痛亦改善,因此列入阴虚火旺一型。本型多为更年期综合征妇女,此阶段肾气渐衰,冲任失调,一般为乳房松软平坦。

服药时机很重要,一般在症状发生前就应预服,如期中作胀,至经来胀消停服,下月经前再服。连续 3 个月观察,症状减轻的可改服逍遥丸。

然本病诊断及治疗应首先排除乳腺癌等乳腺器质性病变。

案. 李某,女,33 岁,已婚。

【**初诊**】 2010 年 10 月 13 日。

主诉:经前乳房胀痛 1 年余。

现病史:患者既往月经规则,初潮 15 岁,经期 7 天,周期 30 天,量中,经行无不适,末次月经:2010 年 9 月 20 日。生育史:0-0-0-0。近一年余患者工作压力增大,自诉每于经前 1 周即出现乳房胀痛明显,按之尤甚,经行即缓解。近一年余经行色暗,伴血块。刻诊患者乳房胀痛明显,无溢乳,无明显腹胀、腹痛,胃纳一般,大便欠畅,夜寐欠佳。

舌脉:舌红,少津,脉细弦数。

辨证:肝郁气滞,阴虚火旺。

治则:滋养肝肾,清热润燥。

方药：

生地黄 9 g	玄参 6 g	麦冬 9 g	女贞子 12 g
桑椹 12 g	柴胡 6 g	延胡索 6 g	郁金 9 g
全瓜蒌 12 g	柏子仁 9 g	枳壳 9 g	川楝子 12 g
王不留行 15 g	路路通 15 g	制香附 9 g	

×7 剂

嘱患者经前 2 周起服药，经期停药，如此治疗 3 个月后随访，患者诉诸症已瘥。

【按】 该患者发病乃工作压力增大所致，情志不畅加之劳累过度致肝失疏泄，肝气郁结，且经前气血阴阳失和，诸因相和而发为经前乳胀。"肝体阴而用阳"，治疗以疏肝为主，同时以防"截肝阴"之弊，且肝属木，木易生火，患者兼有阴虚火旺之象，故方中重用养阴之品，取其滋水涵木之效，方中生地黄、玄参、麦冬均为甘寒滋润生津药物，名增液汤，养阴力强。女贞子、桑椹平补肝肾，与全瓜蒌、柏子仁同用能安眠治头晕，濡润大肠，可助通便。这里柴胡与延胡索、川楝子、王不留行、路路通、制香附乃朱南孙教授常用药对、药组，有清肝疏肝解郁，使肝气下达、肝火平伏之效。

二、妊娠病

妊娠期间,发生与妊娠相关的疾病,称妊娠病,亦称胎前病。妊娠病不但影响孕妇的健康,还可妨碍胎儿的正常发育,甚至造成堕胎、小产,因此必须注意平时的预防和发病后的调治。妊娠病大致包括三类:一是因孕而发,如妊娠恶阻、妊娠腹痛;二是因病动胎,如胎动、胎漏不安;三是因孕加重痼疾,如胎气上逆等。

妊娠于 20 周前终止,胎儿体重少于 500 克者,称为流产。西医学将流产分为先兆流产、难免流产或不全流产、完全流产、稽留流产,以及习惯性流产。而中医在防治上最具有特色的是先兆流产和习惯性流产。祖国医学对先兆流产和习惯性流产早有记载,并命名为"胎漏""胎动不安""滑胎"等名,对其病机分析为肾虚、气血虚弱、血热等方面。肾虚者多由先天肾气不足,或孕后不节房事,或堕胎小产等数伤肾气,以致冲任不固,胎失所养,发为流产。气血虚弱者,或由平素体弱,脾胃久虚,化源不足,或由大病之后,气血两虚,气虚不能载胎,血虚不能养胎,而发为流产,血热者,热扰血海,迫血妄行,损伤胎元而致病。此外还有跌扑闪挫或劳力过度,冲任受损,气血失和,以致不能养胎、载胎而发病。其中尤以肾虚冲任不固,受胎不实为主要机制,故治疗上以补肾、固冲任、安胎为主,并可辨证应用补气养血、滋阴清热等法。常用菟丝子、桑寄生、续断、狗脊等补肾之品,并根据辨证适当加入砂仁、白术、黄芩、杜仲、苎麻根等安胎保胎的药物。同时在治疗流产时,强调防重于治。如对于滑胎患者,在未怀孕之前,调其月经,使其内分泌水平恢复正常,并辨明其致病原因,加以调治。待怀孕之后,口服补肾安胎之品,一般自孕后即开始服药,服至度过上次堕胎月份即可。因在此期间易于流产,故当预为防范,加强补肾安胎,以安度危险期,才能获取较好疗效。同时认为受孕后减少或隔离房事,是预防先兆流产的关键措施,特别是有习惯性流产者,更应注意。在治疗期间,应强调卧床休息,避免精神刺激,保持大便通畅。切忌把药物作为治疗的唯一办法,而疏忽生活上的条理。

复发性流产(5例)

案 1. 耿某,女,34 岁,已婚。

【初诊】 2007 年 6 月 16 日。

主诉: 反复流产 3 次。

现病史: 既往月经规则,初潮 13 岁,经期 6 天,周期 30 天,经量中等,色暗,无血块。生育史:0-0-3-0(3 次自然流产史,末次妊娠 2006 年 12 月胎儿 7 周时自然流产)。末次月经:2007 年 6 月 4 日,量中,至今未净。

舌脉: 舌暗淡;尺弱,脉细软。

辨证: 肾气不足,冲任固摄乏力。

治则: 补肾益气固冲。

方药:

太子参 20 g	黄芪 15 g	生地黄 15 g	女贞子 12 g
旱莲草 12 g	茜草 15 g	苎麻根 20 g	海螵蛸 15 g
杜仲 12 g	桑寄生 12 g	玉米须 30 g	

×14 剂

【二诊】 2007 年 7 月 9 日。

末次月经:2007 年 7 月 2 日,6 天净,量较前增多,经后无不适。基础体温爬行双相,黄体期短促。舌暗淡,苔薄腻,脉细软。经后仍拟补肾益气,养血调理冲任。

方药:

党参 20 g	炙黄芪 20 g	当归 15 g	熟地黄 15 g
菟丝子 12 g	覆盆子 12 g	枸杞子 12 g	淮山药 12 g
山萸肉 12 g	巴戟天 12 g	淫羊藿 12 g	白术 9 g
白芍 9 g			

×15 剂

【三诊】 2007 年 7 月 26 日。

周期将近,无不适。舌暗,苔薄腻,脉细软。证属肝肾阴虚,精血衰少,治拟滋肾养肝,调补冲任。

方药:

党参 15 g	丹参 15 g	生黄芪 15 g	当归 15 g

| 生地黄9g | 熟地黄9g | 菟丝子12g | 女贞子12g |
| 淮山药12g | 山萸肉12g | 川续断12g | 川牛膝12g |

×12剂

【四诊】 2007年8月20日。

末次月经：2007年7月2日，停经48天，今日B超检查显示：胎心胎动，8月12日阴道见少量暗红色血，1天净，出血前1天伴小腹痛。目前腰酸，小腹隐痛，无阴道流血。治拟补肾养血安胎。

方药：

党参15g	黄芪15g	生地黄15g	白芍12g
女贞子12g	旱莲草12g	苎麻根20g	桑寄生12g
桑螵蛸12g	南瓜蒂12g	陈皮6g	谷芽9g

×7剂

患者经上治疗后，腰酸、小腹隐痛明显减轻，又宗原方不变，继服药14剂，症状全无，随访顺产一男婴，母子均安。

【按】 本例患者属肾气不足，冲任固摄乏力，故屡孕屡堕。肾为先天之本，补肾可固本。《女科集略》曰："女子肾脏系于胎，是母之真气，子所系也。若肾气亏损，便不能固摄胎元。"因此孕前拟补肾益气固冲之法调治，孕后则以补养肾气为安胎主要方法，以使肾气充盛，固摄有力，胎有所系，孕育乃成。

案2. 刘某，女，28岁，已婚。

【初诊】 2007年7月11日。

主诉： 清宫术后2周，调理备孕。

现病史： 既往月经尚规则，初潮13岁，经期7天，周期28天，经量偏少。患者婚后3年，人工流产2次，自然流产2次，欲调治。末次月经：2007年4月6日，怀孕期间间断常有阴道流血少量，6月26日血量增多，腹痛。2007年6月27日行清宫术，观察阴道出血已止，小腹坠胀，偶有便溏，纳可寐安。

舌脉： 舌暗，苔黄腻，脉细数。

辨证： 肝肾阴虚，虚火旺盛。

治则： 滋养肝肾。

方药：

| 制川厚朴4.5g | 陈皮6g | 茯苓6g | 白术9g |

| 焦山楂 9 g | 广木香 6 g | 焦潞党参 9 g | 炮姜 6 g |
| 淮山药 12 g | 川黄连 3 g | | |

×7 剂

【二诊】 2007 年 7 月 18 日。

经水未转,白带量多,无腹痛,偶感腰腿酸胀痛不适,纳可眠安,夜寐较多,脉弦,舌淡尖红,苔黄腻。流产后养息失宜,体虚未复。治守原意,健脾和胃,调补气血。

方药:

制川厚朴 4.5 g	白术 9 g	白芍 9 g	陈皮 6 g
砂仁 3 g后下	焦潞党参 9 g	炒淮山药 12 g	川续断 12 g
川牛膝 9 g	怀牛膝 9 g	威灵仙 12 g	淫羊藿 12 g
制狗脊 12 g			

×12 剂

【三诊】 2007 年 8 月 1 日。

2007 年 6 月 27 日流产清宫术后,经水至今未转,腰酸胀痛不适,久立双腿酸胀乏力,大便溏已除,脉弦细,舌偏红,苔薄黄腻。行流产刮宫术后冲任受伤,体虚未复。治拟清养肝肾,调理冲任。

方药:

当归 15 g	丹参 20 g	生地黄 9 g	熟地黄 9 g
白术 9 g	白芍 9 g	川芎 6 g	制香附 12 g
川楝子 12 g	川牛膝 9 g	怀牛膝 9 g	川续断 12 g
制狗脊 12 g	威灵仙 12 g	骨碎补 12 g	

×12 剂

【四诊】 2007 年 9 月 26 日。

患者流产清宫术后于 2007 年 8 月 17 日第 1 次转经,量多,腰酸甚。末次月经:2007 年 9 月 14 日,量中等,腰酸等不适显减,舌偏红,苔薄黄腻,少津,脉弦细。证属肝肾阴虚,虚火旺盛,治拟清养肝肾(现男方避孕中)。

方药:

当归 15 g	生地黄 9 g	熟地黄 9 g	白术 9 g
白芍 9 g	枸杞子 12 g	菟丝子 12 g	女贞子 12 g
杜仲 12 g	桑寄生 12 g	川续断 12 g	太子参 20 g
生黄芪 15 g			

×12 剂

【五诊】 2007年10月24日。

末次月经：2007年10月10日，4天净，量少，经后无不适，舌偏红，苔薄黄腻，少津，脉弦细。证仍属肝肾阴虚，冲任不足，治拟滋养肝肾，调补冲任。

方药：

当归20 g	生地黄9 g	熟地黄9 g	生白术9 g
白芍9 g	党参20 g	炙黄芪20 g	枸杞子12 g
菟丝子12 g	淮山药12 g	山萸肉12 g	川续断12 g
川牛膝12 g			

×12剂

【六诊】 2008年1月2日。

末次月经：2007年12月30日。量中，未净，无腹痛。两腿酸软，无其他不适，大便已调，基础体温(BBT)爬行双相，舌淡，苔薄腻，脉细，略有齿印。证属肝肾不足，气血两虚，治拟益气养血，调补肝肾。

方药：

当归20 g	熟地黄15 g	党参15 g	炙黄芪15 g
枸杞子12 g	菟丝子12 g	覆盆子12 g	淮山药12 g
补骨脂12 g	川续断12 g	桑寄生12 g	山萸肉12 g

×12剂

【按】 患者由于堕胎小产屡伤肾气，以致冲任不固，胎失所养，发为流产。因此，固肾安胎之法为治疗流产的常用治疗方法。叶天士《女科证治》说"夫人有孕，全赖血以养之，气以护之"。由于患者反复流产导致气血耗损，脾胃不和，血虚胎元失固，发为流产。脾胃为后天之本，气血生化之源，故治拟健脾和胃，调补气血为主。正所谓补肾必当养血，养血更当固肾，补肾养血，调补冲任，以调经助孕。

案3. 朱某，女，31岁，已婚。

【初诊】 2007年8月25日。

主诉： 清宫术后4月余，调理备孕。

现病史： 既往月经规则，经期7天，周期35天，量中，无痛经，伴腹胀。生育史：0-0-2-0。2006年11月孕6周自然流产，未清宫。2007年4月孕11多周，稽留流产（未及心搏），现避孕。末次月经：2007年8月3日。量色同前。男方精液检查正常，双方染色体正常。

舌脉：舌淡暗,苔薄腻,脉细软。

辨证：素体肝肾不足(2次流产后,肾气未复)。

治则：养肝益肾,调补冲任。

方药：

太子参 20 g	黄芪 15 g	当归 15 g	生地黄 15 g
熟地黄 15 g	枸杞子 12 g	菟丝子 12 g	覆盆子 12 g
淮山药 12 g	山萸肉 12 g	白术 9 g	白芍 9 g
谷芽 9 g	麦芽 9 g		

×10 剂

【二诊】 2007 年 10 月 6 日。

末次月经：2007 年 9 月 15 日。周期将近,基础体温有双相,口腔溃疡,夜寐欠佳。舌边尖红,苔薄腻,脉细数。证属肝肾亏耗,水亏火旺,治拟滋养肝肾。

方药：

淡黄芩 6 g	知母 9 g	黄柏 9 g	南沙参 15 g
北沙参 15 g	生地黄 9 g	赤芍 9 g	生白芍 9 g
淮山药 12 g	山萸肉 12 g	金银花 9 g	合欢皮 12 g
首乌藤 20 g			

×12 剂

【三诊】 2007 年 10 月 20 日。

末次月经：2007 年 10 月 11 日,7 天净,量中,经后无不适,纳可,大便不实,但感神疲乏力,嗜睡,舌淡边红,边有齿印,脉沉细。证属脾肾气虚,治拟补肾健脾益气。

方药：

党参 20 g	白术 9 g	白芍 9 g	炙黄芪 20 g
当归 20 g	熟地黄 15 g	川芎 6 g	菟丝子 12 g
覆盆子 12 g	枸杞子 12 g	淮山药 12 g	山萸肉 12 g
补骨脂 12 g	扁豆衣 12 g		

×12 剂

【四诊】 2007 年 11 月 10 日。

周期将近,症如前述,舌暗,苔薄腻少津,脉细软。证仍属脾肾气虚,治拟补肾益气。

方药：

焦潞党参 15 g	焦白术 9 g	炙黄芪 15 g	当归 15 g

| 熟地黄 15 g | 淮山药 12 g | 菟丝子 12 g | 枸杞子 12 g |
| 覆盆子 12 g | 补骨脂 12 g | 川续断 15 g | 紫石英 20 g |

×12 剂

后患者守方加减,至七诊时自测尿 HCG(＋)。患者平素脾肾气虚,恐其胎气不固,予补益脾肾,益气安胎。

方药:

焦潞党参 15 g	焦白术 9 g	炙黄芪 15 g	当归 15 g
淮山药 12 g	菟丝子 12 g	枸杞子 12 g	桑椹 12 g
补骨脂 12 g	川续断 15 g	桑寄生 12 g	南瓜蒂 9 g

×12 剂

【按】《妇人大全良方》中提到:"气血虚损,不能养胎,所以数堕也。"患者脉细软,乃肝肾不足,气血虚损之像。气血不足,肾气不充,无以养胎,故屡屡胎堕。一诊时患者胎堕不久,肾气虚损,故予太子参、黄芪、菟丝子、枸杞子、覆盆子补益肾气,山药、山萸肉、白术、谷芽、麦芽健脾益气,补后天以资先天,白芍养肝柔肝,共奏养肝益肾,调补充任之功。二诊时患者周期将近,口腔溃疡,夜寐欠佳,结合舌脉,乃肝肾亏耗,阴虚火旺之象,故予知母、黄柏滋阴降火,生地黄、白芍、沙参养阴血,淡黄芩、金银花、赤芍清热,山药、山萸肉滋补肾精,夜交藤、合欢皮调肝安神。三诊及四诊患者大便不实,疲倦嗜睡,均为脾气虚弱之侯,党参、黄芪、当归、川芎益气养血,白术、山药、扁豆衣健脾和胃,菟丝子、覆盆子、枸杞子补益肾气,熟地黄、补骨脂、山萸肉填精益髓。后患者守方加减,七诊已孕。《景岳全书》提到:"胎气不安,证本非一,治亦不同……去其所病,便是安胎之法。"此妇人平素脾肾虚弱,故治当健脾益气,补肾安胎。其中党参、白术、黄芪均用炒制,健脾之功甚,更予以当归补血,山药、补骨脂、川续断、桑寄生滋补肝肾,菟丝子、枸杞子、桑椹补益肾气,脾气充则气血化生有源,胎得以养,肾气充则胎气固,更予以南瓜蒂安胎。后随访患者顺产一健康男婴。

案4. 沈某,女,35 岁,已婚。

【初诊】 2007 年 6 月 30 日。

主诉:反复自然流产 3 次,调理备孕。

现病史:既往月经尚准,初潮 12 岁,经期 3～4 天,周期 26～32 天,量中,每于经前轻度腹痛,按之痛减。患者于 2007 年 4 月,孕 4 周余自然流产,未清宫。末次月经:2007 年 6 月 23 日,方净。生育史:0－0－4－0(第1次人工流产后,3 次孕 2 个多月均为自然流产)。

辅助检查：免疫、染色体检查等；封闭抗体下降，治疗后转阴。

舌脉：舌淡，苔薄白，脉细软。

辨证：流产后体虚，肝肾不足。

治则：养肝益肾。

方药：

当归 15 g	黄芪 15 g	熟地黄 15 g	白术 9 g
白芍 9 g	枸杞子 12 g	菟丝子 12 g	杜仲 12 g
桑寄生 12 g	狗脊 12 g	川续断 12 g	威灵仙 12 g
淫羊藿 12 g			

×12 剂

【二诊】 2007 年 7 月 14 日。

服药后下腹痛好转，仍有腰酸，周期将近，已有乳胀等经行预感。舌淡红，苔薄腻，边有齿痕，脉弦细。证仍属肝肾不足，冲任气滞，治拟补肾养肝，疏利冲任。

方药：

当归 15 g	黄芪 15 g	生地黄 9 g	熟地黄 9 g
川芎 6 g	制香附 12 g	川楝子 12 g	柴胡 6 g
延胡索 6 g	红藤 15 g	川续断 12 g	桑枝 12 g
桑寄生 12 g	狗脊 12 g	威灵仙 12 g	

×12 剂

【三诊】 2007 年 8 月 4 日。

末次月经：2007 年 7 月 20 日，量中，无腹痛腰酸，4 天净。2007 年 7 月 30 日查 B 超检查显示：子宫内膜 6 mm，余正常。适逢月中，近日自觉下腹坠痛不适。舌淡，苔薄腻，略齿印，脉弦细。证属肾气素虚，流产后体虚未复，治拟补肾益气，调理冲任。

方药：

太子参 20 g	生黄芪 15 g	生地黄 15 g	白术 9 g
白芍 9 g	蒲公英 15 g	红藤 15 g	杜仲 12 g
川续断 12 g	狗脊 12 g	桑枝 12 g	桑寄生 12 g
菟丝子 12 g	威灵仙 12 g		

×12 剂

【四诊】 2007 年 8 月 22 日。

末次月经：2007 年 8 月 17 日，4 天净，量中，经后略有小腹不适，经前腰酸好转,舌淡,苔薄腻,脉细软。多次流产行刮宫术,肝肾耗损,气血两虚,治拟益气养血,调补冲任。

方药:

太子参 20 g	黄芪 15 g	当归 15 g	生地黄 15 g
枸杞子 12 g	菟丝子 12 g	川续断 12 g	杜仲 12 g
桑寄生 12 g	狗脊 12 g	桑螵蛸 12 g	

×14 剂

如此又调理 3 个周期后,患者于 2007 年 12 月 29 日测尿 HCG(＋)。因患者曾有多次流产行刮宫术史,所以加强保胎治疗,以促进胚胎发育。现患者无不适,孕 60 天时查胎心良好。

【按】 本案中该女子流产 2 次,尤末次加以清宫术,耗伤阴血,损伤精元。肾为先天之本,藏精而助长,其阴阳调脏腑,子受之于母,上且不足,何以安下?故屡屡胎堕。且患者经期腹痛,按之得缓,亦为虚损之像。首诊以当归、黄芪、熟地黄、白术、白芍、枸杞子、菟丝子、杜仲、桑寄生、狗脊、川续断、威灵仙、淫羊藿补益脾肾,填精益髓。二诊患者周期将近,乳胀、腰酸,腰为肾之府,故仍属肝肾亏虚,冲任气滞,予川芎、香附、川楝子、柴胡、延胡索疏肝理气,桑枝、红藤、威灵仙清热解毒,疏通经络,川续断、桑寄生、狗脊固护肾气。三诊时患者已无经期腹痛、腰酸,但下腹坠胀,为肾气虚损所致气虚不摄,予以太子参、黄芪、白术健脾益气,生地黄、蒲公英、红藤、桑枝、威灵仙清热解毒通络,川续断、桑寄生、狗脊、杜仲滋补肝肾。四诊患者诸症好转,因其多次流产行刮宫术,肝肾耗损,气血两虚,继予益气养血、调补冲任之法,太子参、黄芪益气,当归补血,枸杞子、菟丝子、杜仲平补阴阳,桑螵蛸补肾固精。后守方加减,果如有孕。

案 5. 沈某,女,29 岁,已婚。

【初诊】 2007 年 3 月 21 日。

主诉:流产行刮宫术后未避孕未孕 3 年余。

现病史:2004 年刮宫后,月经量减少,2 天净,只需护垫。周期准,基础体温双相。末次月经:2007 年 3 月 12 日,量少,无腹痛,但感腰酸、神疲。生育史:0-0-4-0(2000 年 5 月药物流产;2002 年 3 月孕 2 月时难免流产;2003 年 3 月宫外孕待排,腹腔镜未见孕囊;2004 年 8 月孕 7 周难免流产行刮宫术,损伤基底层)。

辅助检查:夫妻双方染色体检查均正常。(2005 年 11 月 17 日,上海市红房子妇产科医院)封闭效率－17.9%,正常值≥5.0%;封闭抗体独特型抗体

-76.8%,正常值：$\geqslant 5.0\%$。

舌脉：舌淡暗，苔薄腻，边有齿印，脉细。

辨证：肝肾耗损，精血衰少。

治则：滋养肝肾，填补精血。

方药：

党参 20 g	丹参 20 g	黄芪 20 g	当归 30 g
熟地黄 15 g	砂仁 6 g	枸杞子 12 g	菟丝子 12 g
覆盆子 12 g	川楝子 6 g	川牛膝 12 g	

×10 剂

【二诊】 2007 年 4 月 14 日。

患者 2007 年 4 月 1 日行宫腔镜下通液术摘除颈管息肉，子宫横位缩小（双侧输卵管开口距离近），宫腔正常，双管通畅。基础体温已上升。舌淡红，苔薄黄腻，有齿印，脉细软。治拟养肝益肾，调理冲任。

方药：

党参 20 g	丹参 20 g	黄芪 20 g	当归 30 g
熟地黄 15 g	川芎 6 g	菟丝子 12 g	枸杞子 12 g
覆盆子 12 g	川续断 12 g	川牛膝 12 g	泽兰 12 g
益母草 20 g			

×10 剂

【三诊】 2007 年 5 月 18 日。

末次月经：2007 年 5 月 12 日，量较前增多，畏寒，神疲、肢懒。舌淡红，苔薄腻，有齿印，脉细。证仍属肝肾不足，气阴两虚，治拟益气养阴，填补精髓。

方药：

当归 20 g	黄芪 20 g	白术 9 g	白芍 9 g
川芎 6 g	枸杞子 12 g	菟丝子 12 g	覆盆子 12 g
桑寄生 12 g	桑螵蛸 12 g	淮山药 12 g	山萸肉 12 g
陈皮 6 g	焦谷芽 9 g		

×12 剂

【四诊】 2007 年 5 月 16 日。

末次月经：2007 年 5 月 11 日，5 天干净，量较前增多，无痛经、腰酸。舌脉详情如前。经后仍拟补肾益气，养血促孕。

方药：

当归 20 g	黄芪 20 g	党参 20 g	熟地黄 15 g
枸杞子 12 g	菟丝子 12 g	覆盆子 12 g	巴戟天 12 g
淫羊藿 12 g	蛇床子 9 g	石菖蒲 9 g	石楠叶 9 g

×10 剂

【五诊】 2007 年 5 月 30 日。

2007 年 5 月 20 日上海市红房子妇产科医院 B 超检查显示：子宫附件未见异常，子宫内膜厚度 5 mm。妇科检查显示：外阴（一），阴道畅。宫颈光，宫体前位。压痛（一），附件（一）。舌淡，苔薄腻，略有齿印，脉平。治宗原法，治拟益气养血，补肾调冲。

方药：

党参 15 g	茯苓 12 g	白术 9 g	炙甘草 6 g
当归 15 g	熟地黄 15 g	川芎 6 g	白芍 12 g
陈皮 6 g	谷芽 12 g		

×12 剂

【六诊】 2007 年 6 月 13 日。

末次月经：2007 年 6 月 8 日，6 月 11 日已净，量较前偏少，无不适。BBT 有双相。舌淡暗，苔薄腻，脉弦细。证属肝肾阴虚，阴血不足，肾气虚弱，治拟养肝益肾，填充精血。

方药：

党参 15 g	炙黄芪 15 g	熟地黄 15 g	枸杞子 15 g
菟丝子 12 g	覆盆子 12 g	巴戟天 12 g	淫羊藿 12 g
制黄精 12 g	川芎 6 g	石楠叶 9 g	石菖蒲 9 g

×12 剂

【七诊】 2007 年 7 月 11 日。

患者停经 33 天，尿 HCG（±）。2007 年 6 月 9 日查血 HCG 14.55 MIU/mL，P 28.25 ng/mL。予补肾养血安胎。

【按】 精藏于肾，血藏于肝，精能生血，精血同源。精血充足则冲任旺盛，血海充盈，从而为胞宫受孕打好物质基础。上述 3 例患者多次流产行刮宫术，肝肾耗损，气血两虚，载养胎儿无能，故孕前拟补肾养肝，益气养血，调补冲任等法进行调治，以使精充血足，冲任旺盛，则孕育才有可能。

胎漏、胎动不安(1例)

案. 占某,女,29岁,已婚。

【初诊】 2006年2月15日。

主诉: 停经48天,阴道少量出血。

现病史: 曾自然流产(于孕10周)3次,服膏方治疗。末次月经:2005年12月28日。现停经48天,今日B超检查显示:胎心胎动,2月7日见少量暗红色血,1天净,前1天伴小腹痛,现无明显恶心、呕吐等反应。

舌脉: 舌淡暗,有齿印,苔腻,脉滑。

辨证: 脾肾气虚。

治则: 健脾益肾固胎。

方药:

党参12 g	炙黄芪12 g	当归身12 g	白术9 g
白芍9 g	淮山药12 g	菟丝子12 g	补骨脂9 g
覆盆子12 g	桑寄生12 g	桑螵蛸12 g	南瓜蒂5枚

×7剂

【按】 胎孕形成虽在于肾精,胎元之固虽在于肾气,而肾精、肾气又必赖后天水谷之精以充养之,且胎儿的成长也必须有赖于后天水谷之精。脾胃为后天之源,后天之本不固,临床亦会出现流产之兆。本例患者乃属脾肾气虚,故治拟健脾益肾以固胎。不仅使肾气旺盛,胎有所系,同时亦旺后天生化之源,有利于胎儿的生长发育,提高了保胎的成功率。

三、产后病

产妇在新产后及产褥期内发生的与分娩或产褥相关的疾病,称为产后病。产褥期是指胎儿、胎盘娩出后,产妇身体、生殖器官和心理方面调适复原所需的时间,一般为6～8周。新产后是指产后7天以内,包括在产褥期内。

历代医家皆认同产后病机有"多虚多瘀"的特点。其病机一为亡血伤精,二为元气受损,三是瘀血内阻,四是外感六淫或饮食、房劳所伤。所谓"产后百节空虚",生活稍有不慎或调摄失当,均可致气血不调、营卫失和、脏腑功能失常、冲任损伤而变生产后诸疾。

宋代陈志明谓:"妇人病三十六种,皆由冲任劳损所致。"调理冲任为妇人调理常法。然女子青年治肾,中年治肝,朱南孙行医时突出乙癸同源的思想,注重以肝肾为纲。在产后病的治疗上同样秉承"治肝必及肾,治肾须疏肝,肝肾未纲,肝肾同治"的思想。其治疗原则:勿拘于产后,亦勿忘于产后。《景岳全书·妇人规》云:"产后气血俱去,诚多虚证。然有虚者,有不虚者,有全实者。凡此三者,但当随证随人,辨其虚实,以常法治疗,不得执有诚心,概行大补,以致助邪。"其具体治法有补虚化瘀、调理脾胃、清养肝肾等,随证治之。

同时注意产后用药禁忌:禁大汗以防亡阳,禁峻下以防亡阴,禁通利小便以防亡津液。

流产后身肿(1例)

案. 罗某,女,34岁,已婚。

【初诊】 2006年3月15日。

主诉: 流产后7天,半身肿胀。

现病史: 2001年产后负重后右侧半身肿胀不适,压之好转,并反复发作,此次(2006年3月7日)流产后此症又发。近两日腹泻、背部恶寒。生育史:1-0-4-1。

舌脉: 舌淡红,苔腻,脉细沉。

辨证：产后负重，气血不足，脉络无养，脾虚运化失职。

治则：健脾益气，养血活络。

方药：

焦潞党参 12 g	焦白术 9 g	茯苓 12 g	炙甘草 6 g
陈皮 6 g	淮山药 12 g	广木香 6 g	桂枝 9 g
鸡血藤 15 g	威灵仙 12 g	淫羊藿 12 g	全当归 15 g

×12 剂

【按】 产后元气大虚，加之负重，气血运行不畅，脉络失养，加之再次流产体虚而复。治以大补脾胃之气，使气血生化有源，方中二陈汤加焦潞党参、焦白术、淮山药健脾胃之气，广木香行气，全当归、鸡血藤养血活血，加以威灵仙、桂枝疏全身之气。

流产后月经不调（1 例）

案. 刘某，女，24 岁，已婚。

【初诊】 2007 年 8 月 30 日。

主诉：人工流产术后闭经 2 个月。

现病史：2007 年 1 月人工流产术后恶露不尽，3 月经调治后已瘥。后 2 个月周期正常行经。2007 年 6 月 11 日在外院再行人工流产术，术后至 8 月经水未转，无不适。

舌脉：色淡暗，苔薄黄腻，脉细缓。

辨证：冲任受伤，肝肾耗损，阴血不足。

治则：养血活血，通利冲任。

方药：

当归 30 g	丹参 30 g	赤芍 15 g	牡丹皮 12 g
生蒲黄 15 g	制香附 12 g	川楝子 12 g	川牛膝 12 g
红花 12 g	泽兰叶 12 g	益母草 20 g	马鞭草 15 g

×12 剂

【按】 冲为血海，任主胞胎，血生于脏腑，注入冲、任脉，本例患者连续行人工流产术，胞宫气血愈伤，脏腑之气愈损，"瘀血不去，新血不生"，阴血为之不足。本案例用当归、丹参、赤芍、牡丹皮、红花、生蒲黄祛瘀活血养血，"气为血之帅"辅以制香附、川楝子行气，泽兰叶、益母草通利冲任，全方以养血活血为主，通利冲任，祛瘀血而助新血之生。

产后耳鸣(1例)

案. 宋某,女,32岁,已婚。

【初诊】 2007年10月16日。

主诉: 产后耳鸣3个月余。

现病史: 患者2007年6月剖宫产1胎,喂乳3个月,现经水未转,产后左耳耳鸣,伴有神疲乏力、手足麻木、大便欠实,经中药调治后诸症状缓减。刻诊仍感神疲乏力,左耳耳鸣,自觉脚心烘热,纳可。五官科检查未见异常。

舌脉: 脉细软,舌偏红,苔薄黄腻。

辨证: 产后将息失宜,体虚未复。

治则: 健脾和胃,益气养血。

方药:

党参15g	炙黄芪15g	白术9g	白芍9g
茯苓12g	茯神12g	淮小麦3g	炙甘草6g
制首乌12g	熟地黄12g	枸杞子12g	淮山药12g
合欢皮12g	酸枣仁9g		

×12剂

【二诊】 2008年1月5日。

药后自觉诸症较前好转,然左耳耳鸣仍有,夜寐欠安,舌偏红,苔薄黄腻少津,脉细软。末次月经:2007年11月6日。证属阴血不足,心脑失养,治拟养血宁心安神。

方药:

淮小麦30g	炙甘草6g	茯苓12g	茯神12g
首乌藤20g	合欢皮12g	广郁金9g	淡远志6g
淮山药12g	五味子6g	白术9g	白芍9g
女贞子12g			

×12剂

【按】 产后气血亏虚,不能上荣脑窍,"脑为之不满,耳为之苦鸣",故朱南孙教授治之以健脾和胃、益气养血之法,以期补养气血之效。方中取四君子汤健脾益气之意,以党参、白术、茯苓、炙甘草为君,加用炙黄芪以达补气生血之效,以熟地黄、淮山药、枸杞子补肾之源,另配以合欢皮、酸枣仁、淮小麦安神定志。且女子以肝为先天,肝常有余,脾常不足,故复诊时加入广郁金疏肝解郁,白术、白芍、茯苓等健脾益气。肾开窍于耳,肾虚不能荣养耳窍,故加入女贞子平补肝肾以期疗效。

产后汗证(1例)

案. 江某,女,32岁,已婚。

【初诊】 2007年5月16日。

主诉:产后自觉体力下降近1年。

现病史:平素月经尚可,经期3~4天,周期27~28天,量中,2次人工流产后,经量较前减少,2005年怀孕3个月后常感乏力、体虚、畏寒、神疲,2006年剖宫产后加重,产后4个月经转,自诉服中药后量增多,2007年4月起经少。末次月经:2007年4月下旬。4月27日左右常起烘热、自汗、恶风,感风后头痛,头皮发冷,夜寐欠安,忽冷忽热。

舌脉:舌质暗,苔薄黄腻,边有齿印,脉细弦,时数时缓。

辨证:肝肾不足,气阴两虚。

治则:清养肝肾。

方药:

太子参20g	白术9g	白芍9g	茯苓12g
茯神12g	首乌藤15g	合欢皮12g	五味子4.5g
绿豆皮12g	麻黄根15g	天麻9g	钩藤12g
女贞子12g			

×7剂

【二诊】 2007年5月23日。

末次月经:2007年5月21日,未净,量较前增多,略有小腹冷痛,腰酸,夜寐欠安,自汗、畏寒、头晕神疲,舌暗,苔薄腻,舌胖有齿印,脉细软。治宗原法。

方药:

太子参20g	生黄芪15g	防风9g	防己9g
白术9g	白芍9g	首乌藤20g	五味子4.5g
合欢皮12g	糯稻根20g	淮小麦30g	炙甘草6g
茯苓12g	茯神12g		

×12剂

【三诊】 2007年6月20日。

夜寐症状较前好转,盗汗已除,日间恶风自汗。末次月经:2007年6月16日,未净,舌暗,舌胖边有齿印,苔薄腻,脉细软。证属产虚未复,气阴两虚,治拟益气养血。

方药:

生黄芪 20 g	防风 9 g	防己 9 g	赤小豆 15 g
制何首乌 15 g	白术 9 g	白芍 9 g	糯稻根 30 g
淮小麦 30 g	炙甘草 6 g	茯苓 12 g	茯神 12 g
合欢皮 12 g	五味子 4.5 g	太子参 15 g	

×12 剂

【按】《金匮要略·产后病脉证治》曰:"新产血虚,多汗出,喜中风……"此虚乃正气不足。肝藏血、肾藏精,精血同源,营养全身;肝主疏泄,相火寄于肝肾。秉承一贯的学术观点:"治肝必及肾,治肾须疏肝,肝肾未纲,肝肾同治。"方中使用女贞子、五味子、钩藤、天麻等清养肝肾,太子参、白术、茯苓健脾气以补益正气、气血生化有源。复诊时已见其效,加生黄芪、防风己补益正气,糯稻根止汗,其效速见。再经多剂加固疗效至愈。

产后抑郁(1 例)

案. 吴某,女,30 岁,已婚。

【初诊】 2007 年 11 月 17 日。

主诉:月经量少 1 年。

现病史:既往经期正常,伴经行头痛,2005 年剖宫产,恶露 3 周净,尚可,近 1 年因劳累月经量少,黑色,3 天净,护垫即可。且近 1 年见到黑色或网状物时感恐惧欲哭,外院诊断为"产后抑郁"。初潮 14 岁,经期 7 天,周期 26～28 天,量中,无经痛。生育史:1 - 0 - 0 - 1。末次月经:2007 年 10 月 25 日。

舌脉:舌淡红,苔薄黄腻,有齿印,脉细浮数,沉取不应。

辨证:产后阴血损耗,因劳累体虚未复、心血不足。

治则:养血宁神。

方药:

党参 15 g	丹参 15 g	炙黄芪 15 g	炙甘草 6 g
淮小麦 30 g	茯苓 12 g	茯神 12 g	广郁金 9 g
合欢皮 12 g	炙远志 6 g	酸枣仁 9 g	首乌藤 20 g
莲子心 6 g	青皮 4.5 g	陈皮 4.5 g	

×12 剂

【二诊】 2007年12月1日。

末次月经：2007年11月21日，未净，量较前增多，症如前诉，舌红，苔腻，脉细。证仍属阴虚心失濡养，治拟养血宁心安神。

方药：

党参15 g	丹参20 g	炙黄芪20 g	炙甘草6 g
淮小麦30 g	茯神15 g	首乌藤20 g	酸枣仁12 g
莲子心6 g	淡远志6 g	合欢皮12 g	龙眼肉3 g

×12剂

【三诊】 2007年12月31日。

末次月经：2007年12月19日，7天净，量较前增多，经前口糜，月经前后情绪烦躁急怒，舌偏红，苔薄腻，脉细。证属阴血不足，肝郁火旺，心失濡养，治拟疏肝清热、养血凝神。

方药：

当归15 g	丹参20 g	牡丹皮12 g	柴胡6 g
广郁金9 g	合欢皮12 g	生地黄15 g	首乌藤20 g
酸枣仁9 g	柏子仁12 g	淡远志6 g	莲子心6 g

×12剂

【按】 心主血脉，血脉既虚，经行量少；血虚心无所养，心神彷徨而生抑郁。主以养血以复其源，以丹参、炙黄芪、茯苓、陈皮使其生化有源，加以炙甘草、淮小麦缓其脏噪之证，以广郁金、炙远志、酸枣仁、莲子心宁心安神。复诊时守方不变，增加生黄芪、丹参等药量，略作调整，而见其效。

产后身痛(4例)

案1. 陈某，女，31岁，已婚。

【初诊】 2007年12月10日。

主诉： 产后颈肩痛1年余。

现病史： 月经规则，经期6天，周期30天，量中，无痛经。2006年春剖宫产1胎，产后1个月起出现颈肩痛，经针灸、按摩治疗，呈反复发作，平素畏寒，手脚发凉，时有盗汗。生育史：1-0-1-1。

舌脉： 舌淡暗，尖红，苔薄腻少津，边有齿印，有瘀紫，脉细数。

辨证： 产后虚弱，风寒袭络，脉络失和。

治则： 养血活血，祛风活络。

方药：

当归 15 g	丹参 20 g	生黄芪 15 g	防风 9 g
防己 9 g	赤芍 15 g	虎杖 15 g	桑枝 12 g
忍冬藤 15 g	鸡血藤 15 g	威灵仙 12 g	党参 15 g
补骨脂 15 g	桑寄生 12 g		

×12 剂

【二诊】 2007 年 12 月 29 日。

末次月经：2007 年 12 月 20 日。症如前述，服药后略有好转，腹侧胀痛时作，有盆腔炎病史，脉舌详情如前，治守前法。

方药：

当归 20 g	黄芪 20 g	丹参 20 g	防风 9 g
防己 9 g	独活 9 g	桑枝 9 g	桑寄生 12 g
鸡血藤 20 g	淫羊藿 12 g	威灵仙 12 g	伸筋草 12 g
淮山药 12 g	补骨脂 12 g	络石藤 15 g	海风藤 15 g

×12 剂

【三诊】 2008 年 1 月 12 日。

药后诸证好转，盗汗已除，但感神疲畏寒，胸口痛，舌暗红，苔薄腻有齿印，脉细缓。证仍属气血两虚，脉络失和，治拟益气养血、活血祛风和络。

方药：

焦潞党参 15 g	焦白术 9 g	补骨脂 12 g	广木香 6 g
当归 15 g	防风 12 g	鸡血藤 20 g	威灵仙 12 g
淫羊藿 12 g	虎杖 15 g	独活 12 g	络石藤 15 g

×12 剂

【按】 产后元气虚损，气血不足，卫阳不固，腠理不密，起居不慎，风寒湿邪乘虚而入，滞留经络关节，气血痹阻不通，故颈肩痛。久虚致瘀，瘀久生热。以当归、芍药养血活血，黄芪益气生阳，淮山药益气养阴，平补肺脾肾，独活、威灵仙、海风藤、伸筋草祛风湿散寒，防己、桑枝、络石藤祛风湿清热，桑寄生、补骨脂祛风湿、补肝肾、强筋骨，防风祛风散寒、胜湿止痛，虎杖、丹参活血化瘀，诸药扶正与驱邪并行，正复邪除则病自愈。

案 2. 董某，女，34 岁，已婚。

【初诊】 2006 年 11 月 18 日。

主诉:产后关节痛10个月。

现病史:产后10个月,下肢酸楚不适,足跟疼痛,畏寒肢冷,神疲尿频,口苦咽干。

舌脉:舌体暗红,舌尖红,边有瘀紫,脉细缓。

辨证:产后气虚血少,脉络运行失活。

治则:益气养血和络。

方药:

党参20 g	丹参20 g	炙黄芪20 g	全当归30 g
白术9 g	白芍9 g	川芎6 g	熟地黄15 g
川续断12 g	独活9 g	威灵仙12 g	淫羊藿12 g
鸡血藤15 g	补骨脂12 g	桂枝9 g	

×12 剂

【二诊】 2006年12月2日。

产后哺乳期刚过1周,月经未转,药后畏寒肢楚较前好转,纳可,大便不实,口苦口干。证属脾肾虚寒,脉络失和,治拟健脾益肾,养血和络。

方药:

焦潞党参15 g	炙黄芪20 g	全当归20 g	川芎6 g
赤芍15 g	熟地黄15 g	淮山药12 g	补骨脂12 g
桂枝9 g	鸡血藤15 g	独活9 g	威灵仙12 g
淫羊藿12 g			

×12 剂

【三诊】 2006年12月16日。

产后11个月,断奶3周,月经未转,服药后脚跟疼痛已瘥,大、小便正常,仍畏寒肢冷,舌淡暗,边尖有瘀紫,脉细。治守前法,益气养血活络。

方药:

党参20 g	丹参20 g	炙黄芪20 g	当归30 g
熟地黄15 g	川芎6 g	白术9 g	白芍9 g
川续断12 g	独活9 g	鸡血藤15 g	桂枝9 g
威灵仙12 g	淫羊藿12 g		

×12 剂

【四诊】 2006年12月30日。

产后11个月,月经未转,断乳5周,舌脉详情如前,治守前法。证仍属气血两虚,脉络失和。

方药：

党参 20 g	丹参 20 g	炙黄芪 20 g	当归 30 g
熟地黄 15 g	川芎 6 g	白术 9 g	白芍 9 g
川续断 12 g	独活 9 g	鸡血藤 15 g	桂枝 9 g
巴戟天 12 g	淫羊藿 12 g	肉苁蓉 12 g	

×12 剂

【五诊】 2007 年 1 月 13 日。

末次月经：2007 年 1 月 9 日，断乳后第 1 次行经，量偏少，轻微腹痛，无血块，腰膝酸楚，畏寒较前好转，舌淡暗，苔薄腻，脉细软，治守前法。

方药：

党参 15 g	黄芪 15 g	全当归 15 g	白术 9 g
白芍 9 g	生地黄 12 g	熟地黄 12 g	川续断 12 g
杜仲 12 g	桑枝 12 g	桑寄生 12 g	怀牛膝 12 g
鸡血藤 15 g	威灵仙 12 g		

×12 剂

【按】 足跟为肾经所过之地，因胎产失于调摄，伤损肾阴，肾阴虚而生热，故见足跟痛，口苦咽干，舌边尖红，阴损及阳则有尿频，畏寒肢冷。妇人产后失血多虚又感外邪为发病之根本，故以桑寄生、川续断、杜仲配以牛膝祛风湿、止痹痛、补肾强腰、壮筋骨；威灵仙祛风湿散寒；鸡血藤行血补血、疏经活络；党参、黄芪益气养血；当归、芍药、川芎养血活血；熟地黄滋肾填精补血；防风祛风胜湿、通络止痛；独活祛风除湿通痹，取其性善下行，与桑寄生、杜仲、防风同用，治疗肾气虚弱、当风受冷所致的偏枯冷痹缓弱疼痛，治拟补肾益气，和血止痛，服药后症状明显好转。

案 3. 陆某，女，32 岁，已婚。

【初诊】 2007 年 12 月 22 日。

主诉： 产后半年，左肩、右膝酸楚 5 个月。

现病史： 平素月经规律，经期 6～8 天，周期 30 天，量中等，无痛经。生育史：1－0－0－1。2007 年 6 月剖宫产 1 男，7 月初开始出现左肩，胳膊酸痛不适，继之右膝酸楚，曾间断服中药、西药治疗，病情略有缓解，近 3 个月来腰酸、耳鸣时作，心悸，头晕，夜寐不安，间或有完谷不化。来诊时诉产后 2 个月断奶，于 8 月 22 日转经伴足跟痛，末次月经：2007 年 11 月 28 日。

舌脉： 舌紫，苔薄腻有齿印，脉细软。

辨证: 产后虚弱,宫寒喜热,脾运不健。

治则: 益气养血,祛风和络。

方药:

党参 20 g	黄芪 20 g	防风 9 g	防己 9 g
荆芥 9 g	白术 9 g	白芍 9 g	当归 15 g
川续断 12 g	桑寄生 12 g	独活 12 g	补骨脂 9 g
鸡血藤 15 g	威灵仙 12 g	骨碎补 12 g	

×12 剂

【二诊】 2008 年 1 月 5 日。

诸症好转,末次月经:2007 年 12 月 29 日,量偏少,6 天干净,舌淡红,舌胖边有齿印,苔薄腻,脉细软。纳可,大便不实。仍属气血两虚,脾运不健,治拟健脾益气养血。

方药:

焦潞党参 15 g	炙黄芪 20 g	焦白术 9 g	淮山药 12 g
补骨脂 12 g	威灵仙 12 g	淫羊藿 12 g	川续断 12 g
桑寄生 12 g	鸡血藤 15 g	独活 12 g	当归 15 g

×12 剂

【按】 产后气血不足,脉络失于濡养,故感身痛。病久致脾肾两虚,则见足跟痛,夜寐不安,间或有完谷不化。党参补气,当归补血,黄芪补气升阳,白术补气健脾、燥湿利水,白芍益气养阴、平补肺脾肾,防风祛风胜湿、通络止痛,独活祛风除湿通痹,取其性善下行,与桑寄生、川续断、防风同用,治疗肾气虚弱、当风受冷痹痛;威灵仙祛风湿散寒,鸡血藤行血补血、疏经活络,补骨脂补肾助阳、暖脾止泻,淫羊藿温肾壮阳、强筋骨、祛风湿,阴得阳生,阳得阴助,以达到阴阳气血平衡,再配以祛风湿之品,正复则病自除。

案 4. 曾某,女,26 岁,已婚。

【初诊】 2006 年 8 月 9 日。

主诉: 产后肩颈痛 8 个月余。

现病史: 产后 8 个月余,肩、颈部疼痛,腰酸,月经周期尚准,末次月经:2006 年 7 月 9 日,伴小腹疼痛。舌暗胖,苔薄腻,脉细软。证属素体气血不足,产后失养,周身脉络失和,治拟益气养血活络。

方药:

党参 20 g	炙黄芪 20 g	当归 20 g	熟地黄 15 g
白芍 12 g	桂枝 9 g	炙甘草 6 g	桑寄生 12 g

独活 9 g　　　　威灵仙 12 g　　　　骨碎补 12 g　　　　鸡血藤 12 g

×12 剂

依上方调理不到 2 个月,身痛尽除。

【按】　素体气血不足,产后尤甚,气血失和,脉络受阻,故感身痛。炙黄芪益气升阳,当归、白芍养血活血,熟地黄补肾填精益髓,鸡血藤行血补血、疏经活络,独活祛风除湿通痹,取其性善下行,与桑寄生、威灵仙、骨碎补同用,治疗肾气虚弱、当风受冷所致痹痛。佐以桂枝,温通经脉,助阳化气。诸药共奏益气养血活络之功。

四、妇科炎症

带下病（3 例）

带下一词首见于《素问·骨空论篇》："任脉为病……女子带下瘕聚。"带下有狭义、广义之分。广义带下泛指经、带、胎、产、杂等多种妇科疾患，因其多发生在带脉以下，故古人有称妇产科医生为带下医；狭义带下又有生理性与病理性之分，前者即所谓"带下，女子生而即有，津津常润，本非病也"。后者究其病机，正如前述"任脉为病"，带下病又分为带下量多及带下量少两种情况。以下所讨论的即是狭义的病理性带下。带下病是妇产科的常见病、多发病，若缠绵日久，耗损阴液，可致虚实错杂，或虚者更虚，或影响经孕，故应及早防治。

带下过多是指带下量明显增多，色、质、气味异常，或伴有局部及全身症状者。"带下俱是湿证"，湿邪伤及任、带脉，致任脉不固，带脉失约为其主要病机。然究其具体病因，历代医家所论各有偏重，但多认识到带下过多不外六淫之侵袭、七情之内伤、脏腑之亏损，此即《傅青主女科》所云"脾气之虚，肝气之郁，湿气之侵，热气之逼……"西医学的各类外阴炎、阴道炎、宫颈炎，以及内分泌功能失调引起的阴道分泌物增多等疾病的临床表现多属中医学"带下病"范畴，治则主要包括健脾、益气、滋肾、清心、平肝、除湿、升阳、固涩等。

带下过少在古文献中专论较少，主要是指带下量明显减少，导致阴中干涩痒痛，甚则阴部萎缩者，临床上更年期及绝经后妇女多发。西医学的卵巢早衰、绝经后卵巢功能下降、卵巢切除术后、盆腔放化疗、垂体前叶功能减退症、药源性雌激素水平低落所引起的阴道分泌物减少可属于本范畴。肝肾亏损、血枯瘀阻致阴液不足，不能润泽阴户是主要病机。治疗上多主张"从肝肾论治"。

朱南孙教授从医七十余载，临床经验丰富，以下是其近年来关于本病治疗的部分验案，现摘选于此，以飨读者。

案 1. 白带量多（心肾不交）

杨某,女,38 岁,已婚。

【初诊】 2006 年 5 月 17 日。

主诉: 白带量多伴异味 1 年。

现病史: 患者既往月经尚准,初潮 17 岁,经期 4 天,周期 27～30 天,量偏多,无痛经。末次月经:2006 年 4 月 26 日,诉 2005 年初至今,因家中有事,情绪不佳,急躁易怒,时有晕眩,劳累后加重,近 1 年来白带量明显增多,质稠厚伴异味,夜寐欠安,腰酸,神疲。

舌脉: 舌暗,苔薄黄腻,脉弦细数。

辨证: 心肝火旺,肾气不足,阴血耗损。

治则: 平肝清热,益肾固冲。

方药:

莲子心 6 g	熟地黄 15 g	川黄柏 6 g	知母 6 g
女贞子 12 g	茯苓 12 g	旱莲草 15 g	夏枯草 15 g
芡实 9 g	海螵蛸 12 g	淮山药 12 g	

×12 剂

【二诊】 2006 年 7 月 12 日。

末次月经:2006 年 6 月 24 日,6 天净,量较前显有减少,面部痤疮时发,余无不适。舌暗,尖红,苔薄黄,脉弦细。仍属心肝火旺,肾气不足,治宗前法。

方药:

莲子心 6 g	熟地黄 15 g	川黄柏 6 g	知母 6 g
女贞子 12 g	茯苓 12 g	旱莲草 15 g	夏枯草 15 g
芡实 9 g	海螵蛸 12 g	淮山药 12 g	绿豆 15 g
黑豆 15 g	金银花 12 g	生甘草 6 g	

×12 剂

服数剂后,症情明显好转。曾 2 次随访,诉未再复发。

【按】 经云"火来坎户,水来离局,阴阳相应,方乃平和"。本患者心肝火旺,君火偏炽,暗耗肾水,日久肾水虚亏,不能上济于心,终致心肾不交,上盛下虚。方中莲子心性味苦寒,功能清心除烦,安神固涩。清代齐有堂称之能"清心气下通于肾,使心肾相交",可谓本案之君药。此外,用川黄柏、知母泻君相之火,使之能降;熟地黄、山药、二至丸滋肾阴补肾水,使之能升。海螵蛸、芡实敛精止带,茯苓利水除湿。纵观全方,药简力专,疗效堪佳。

案 2. 白崩（脾肾气虚）

陈某，女，44 岁，已婚。

【初诊】 2004 年 11 月 5 日。

主诉： 经前及经后阴道流水样物 2 年。

现病史： 自 2002 年 10 月起每于经前 5 天及经后 2～3 天，带下如崩，色白质稀如水，无异味。甚时 1 日需换 10 片卫生巾。伴月经量少，3 天净，神疲乏力，腰酸，尿频。曾于外院行宫腔镜检查，未见异常。末次月经：2004 年 11 月 2 日。

舌脉： 舌淡暗、胖大，苔薄腻，脉沉细。

辨证： 脾肾气虚，带脉不固。

治则： 健脾益肾固带。

方药：

党参 15 g	黄芪 15 g	金樱子 12 g	芡实 12 g
莲须 12 g	桑螵蛸 12 g	桑寄生 12 g	椿根皮 12 g
鸡冠花 12 g	地榆 12 g	白果 10 g	

×12 剂

【二诊】 2004 年 12 月 3 日。

患者昨日经转，量少，色暗。此次经前未见异常水样物，仍感尿频，自汗，舌淡暗，苔薄腻，脉细弦浮带数。治法同前。

方药：

党参 15 g	黄芪 15 g	金樱子 12 g	芡实 12 g
莲须 12 g	桑螵蛸 12 g	桑寄生 12 g	椿根皮 12 g
鸡冠花 12 g	地榆 12 g	白果 10 g	蒲黄炭 15 g
五灵脂 15 g^包			

×12 剂

【三诊】 2005 年 7 月 1 日。

患者经上次调治后停药，白崩半年未作，由于最近劳累，近 2 个月复发。经前及经后带下如崩，质稀如水。神疲腰酸，尿频，大便不实。末次月经：2005 年 6 月 19 日，量少，3 天净。舌淡暗，苔薄腻，脉沉细。同法调治后，白崩至今未发。

【按】 白崩属带下之甚，临床不甚多见。古医籍对此症记载亦不多，《诸病源候论》云："白崩者，是劳伤胞络，而气极所为。"患者带下如崩，质清稀如水，无异味,伴神疲乏力,腰酸,尿频,舌淡暗胖大,苔薄腻,脉沉细,是脾肾不足、阳气虚衰、带脉不固所致。盖脾气主升,肾主闭藏,脾虚则不能运化水湿,致水湿内留。肾气虚则封藏失司,不能固气摄精而下泄。因此,治予温脾益肾,补气固脱,一投即中,获效甚捷。

案3. 带下过少、阴痛(肝肾亏损)

肖某,女,58岁,已婚。

【初诊】 2006年7月15日。

主诉:外阴干痒痛5年余。

现病史:绝经9年,近5年时有外阴瘙痒,会阴部干燥易皲裂。平素带下量少,口干,纳可,便干,夜寐安。舌暗淡,脉迟。证属肝热下注,肾阴亏耗,治拟滋肾养肝润燥。

方药:

知母12 g	生地黄12 g	山萸肉12 g	青蒿9 g
地骨皮12 g	淮山药15 g	泽泻12 g	丹参15 g
牡丹皮12 g	玄参9 g	麦冬9 g	川续断12 g
川牛膝12 g	川楝子12 g		

×4剂

【二诊】 2006年7月19日。

上药服后,外阴干痛明显好转,大便通畅,夜寐欠安。舌暗淡,苔薄黄腻少津,脉细缓。治宗前法,滋肾养肝润燥。

方药:

知母12 g	生地黄12 g	青蒿9 g	地骨皮12 g
首乌藤20 g	合欢皮12 g	丹参15 g	玄参9 g
麦冬9 g	川续断12 g	川牛膝12 g	南沙参6 g
北沙参6 g			

×12剂

【按】 本案患者58岁,年逾"七七",年老体衰,肝肾阴血亏损,血少津乏,阴液不充,任脉失养,不能润泽阴窍,发为带下量少。血虚生风化燥,肌肤失荣,故见阴痒、阴痛。肝肾阴虚,虚热内生,则见口干,便干。治疗上,朱南孙教授选用山药、山萸肉益肝肾,填精血;知母、麦冬、玄参、南沙参、北沙参养阴润燥清虚热;川牛膝引药下行;生地黄、合欢皮通便。7剂服后,患者症情显转,如此阴血足,虚火平伏,患处得养,病乃速愈。

盆腔炎（1例）

盆腔炎是指女性上生殖道及其周围组织的炎症，主要包括子宫内膜炎、输卵管炎、输卵管卵巢囊肿、盆腔腹膜炎。炎症可局限于一个部位，也可同时波及多个部位，最常见的是输卵管炎、输卵管卵巢炎，育龄期妇女是本病的高发人群。盆腔炎有急性和慢性两类，若在急性期未能得到彻底治愈，则转为慢性盆腔炎，经久不愈，反复发作，转为慢性盆腔炎。慢性盆腔炎可导致慢性盆腔痛、盆腔肿块、异位妊娠、不孕等，严重影响妇女健康及生活质量。近年来，发病率逐年上升。

常见病因有产后或流产后感染、妇科手术后感染、月经期不注意卫生、邻近器官的炎症蔓延。急、慢性治疗方法不同，急性盆腔炎多以抗生素控制感染；慢性盆腔炎则以中药灌肠及口服为主，辅以微波等物理治疗。

中医古籍中并无盆腔炎之名，根据其临床特点，可散见于"热入血室""带下病""经病疼痛""妇人腹痛""癥瘕""不孕"等病证中。本病多为邪热余毒残留，与冲任之气血相搏结，凝聚不去，日久难愈，耗伤气血，虚实错杂。临床上以湿热瘀结、气滞血瘀、寒湿凝滞、气虚血瘀为多见，可概括为湿、热、瘀、虚。

朱南孙教授对医治急、慢性盆腔炎有丰富的经验，分期治疗，阶段用药是其特色。她根据月经周期不同阶段的脏腑、气血、阴阳交替转换的规律，在急性发作期强调"先攘外而后安内"，于排卵期采用疏肝理气宣通之法；于经前期、经期用清利湿热、疏肝调经法，所用方药为"蒲丁藤酱消炎汤"，常用药：蒲公英、紫花地丁、红藤、败酱草、生蒲黄、柴胡、延胡索、川楝子、刘寄奴、广地龙、三棱、莪术等。此当依据"冲任以通畅为贵"的理论，针对盆腔炎发作期大多有腹痛及痛经之证候，以清利湿热为先导，有效地控制炎症，减少局部充血、水肿与渗出，遂使气机宣通，冲任疏泄，临床多见腹痛与痛经减轻。

案. 施某，女，42岁，已婚。

【初诊】 2006年4月5日。

主诉： 发现盆腔包块伴腹胀半月余。

现病史： 16岁初潮，经期4天，周期8～30天，量中，无痛经。末次月经：2006年3月25日，生育史：1-0-3-1。诉上个月曾有急性盆腔炎发作病史，约半月前再次出现下腹胀，以左侧为甚。妇科检查：子宫增大，凹凸不平，压痛（＋），左侧附件区可触及鸡蛋大小包块，质不硬；检查B超提示子宫肌腺症（后壁16 mm×17 mm×17 mm）、输卵管积水。

舌脉： 舌暗偏红，脉细。

辨证：邪侵冲任,湿热蕴阻。

治则：清热化湿,通利冲任。

方药：

丹参 30 g	牡丹皮 15 g	赤芍 15 g	蒲公英 20 g
红藤 20 g	刘寄奴 15 g	王不留行 15 g	土茯苓 20 g
蚤休 15 g	皂角刺 12 g	血竭 9 g	

×12 剂

【二诊】 2006 年 4 月 19 日。

末次月经：4 月 18 日,提前 7 天转经,量中等,小腹坠胀,腰酸,神疲乏力,大便干结不畅。舌红,苔薄黄腻少津,脉弦细。证仍属湿热蕴结冲任,瘀阻气滞,治拟清热利冲。

方药：

丹参 20 g	牡丹皮 12 g	蒲公英 15 g	红藤 15 g
刘寄奴 15 g	王不留行 15 g	石见穿 15 g	蚤休 15 g
皂角刺 12 g	血竭 9 g	川楝子 12 g	

×12 剂

【三诊】 2006 年 5 月 10 日。

患者自觉药后左下腹胀痛有减,查 B 超提示子宫肌腺症,双侧输卵管未见明显异常。腰酸,便干。脉细软,舌暗偏红,苔腻少津。仍属湿热蕴积冲任,日久肝肾阴虚,治拟清肝益肾,调理冲任。

方药：

生地黄 15 g	牡丹皮 15 g	蒲公英 15 g	红藤 15 g
刘寄奴 15 g	全瓜蒌 12 g	茯苓皮 9 g	川柏 9 g
蚤休 15 g	川续断 12 g	狗脊 12 g	杜仲 12 g

×12 剂

【四诊】 2006 年 6 月 14 日。

自诉药后症情明显好转,腹痛不显,自觉精力充沛,末次月经：2006 年 6 月 8 日,6 天净。经后无不适。舌淡红,苔薄腻。治宗前法,继拟清养肝肾。

方药：

生地黄 15 g	牡丹皮 15 g	蒲公英 15 g	红藤 15 g
柏子仁 12 g	茯苓皮 9 g	川续断 12 g	狗脊 12 g
杜仲 12 g			

×12 剂

【按】 盆腔炎性包块可继发于急性盆腔炎发作之后,本患者辨证属湿热蕴结胞中,聚癥成瘕。治疗上驱邪首当其冲,以清热解毒、化瘀止痛为先,治疗以清热疏化、通利冲任为主。方中蒲公英、红藤、败酱草清热解毒;刘寄奴、血竭祛瘀止痛;王不留行加重祛邪之力。皂角刺、石见穿活血化瘀软坚。然如经所云"邪之所凑,其气必虚""大积大聚,衰其大半而止,盖恐过于攻伐,伤其气血也",故朱南孙教授在三诊时待症状改善后,酌情加减,清养肝肾,攻补兼施。如此疏而不虚,补而不滞,本末不遗,而告平伏。

五、妇科杂病

不孕症(2例)

女子与配偶同居一年,性生活正常,未避孕而未孕者;或曾有过妊娠,未避孕而又一年未再受孕者,称为不孕症。前者现代医学称为原发性不孕,后者为继发性不孕。传统中医文献《神农本草经》称为"无子",《备急千金要方》将原发性不孕称"全不产",而继发性不孕称"断绪"。导致女性不孕的因素很多,《济阴纲目·求子篇》中曰:"妇人之不孕……当求源而治之,至于大要则当审男女之尺脉。"又曰:"有因邪伤冲任,宿疾淹留,传遗脏腑,或子宫虚冷,或气旺血衰,或血中有伏热,又有脾胃虚损不能营养冲任。"临床上据导致的原因分为两大类:① 相对不孕,指因某种原因使怀孕受阻,或使生育能力下降,导致暂时性不孕,如该因素得以纠正,仍有可能受孕者,其原因有属生理性的,也有属病理性的。② 绝对不孕症,有螺、纹、鼓、角、脉五种,古称"五不女"。绝对不孕症指有先天或后天解剖生理方面的缺陷,如无子宫、无卵巢、无子宫内膜、无实质性的子宫和实质性输卵管等。非药物所能纠正,有的可用手术治疗。

1. **不孕症的辨证特点和用药规律** 朱南孙教授认为,病理性不孕有虚实之别,虚证又分脾肾阳虚和肝肾阴虚,多属功能性病变;实证又分邪伤冲任、湿热内蕴和冲任阻滞、胞脉闭塞,以及瘀阻瘕聚三型,多属器质性病变。不孕症的治疗应按"审因辨证,治病求本"的原则,"实则攻之,虚则补之",如有经带瘕聚等症,则当先治病,然后再论种子。"求子之道,首先调经",此是治疗不孕症的重要法则。不孕症患者有病当先治病,病除经调则气血充沛,阴阳平衡;平时宜节欲贮精,交之以时,胎孕乃成;且用药需分阶段,则用药力专,可取捷效。临床上可配合月经周期进行辨证治疗,在月经期用调经或通经法,在月经中期用补益肝肾法,平时可调整机体之气血。

脾肾阳虚,肝肾阴虚,冲任阻滞、胞脉闭塞三型主要见于功能性不孕;而邪伤冲任、温热内蕴型主要见于输卵管阻塞性功能性不孕症,此型在临床上以排卵功能障碍为多。排卵功能障碍分为无排卵和黄体不健两种现象。无排卵的主要原因是下丘脑-垂体-卵巢轴功能失调。黄体不健主要原因是黄体分泌孕酮不足或子宫内膜孕酮受体反应不良而致子宫内膜分泌不足,黄体过早萎缩。朱南孙教授在治疗排卵功能障碍的不孕症时认为,掌握好辨证和择期用药是关键。

(1) 脾肾阳虚:症见经期紊乱,量少色淡或闭经,神疲纳呆,畏寒腰酸,性欲淡漠,腹部有阴冷感,大便溏薄,舌淡胖,苔厚,尺脉沉细迟。治疗分三个阶段。第一阶段,健脾和胃,养血调经,常用药:当归、焦党参、茯苓、焦白术、赤芍、白芍、陈皮、姜半夏、炙甘草、煨木香、砂仁^{后下}、补骨脂。亦可用中成药如归脾丸、人参养荣丸、十全大补丸等。第二阶段,温养冲任,益髓填精(适用于排卵不理想者),常用药:党参、黄芪、白芍、当归、紫河车^{研末吞}、鹿角霜^包、巴戟天、熟地黄、菟丝子、覆盆子、肉苁蓉、川芎。上药于经净后起服 7～14 剂,以冀基础体温出现典型双相曲线。第三阶段,温肾助孕,常用药:党参、黄芪、当归、鹿角霜^包、巴戟天、石楠叶、蛇床子、四制香附丸^包、熟地黄、淫羊藿、仙茅。上药于周期的第 11 天起服,用 5～7 剂。

(2) 肝肾阴虚:症见月经失调,量少色紫或闭经,头晕失眠,心悸,咽喉干痛,口苦口糜,大便干结,面色萎黄或有黑斑,腰酸肢软,舌红少苔或剥,脉弦细,尺脉弱。治疗分两个阶段。第一阶段,滋补肝肾,养血调经,常用药:丹参、赤芍、白芍、巴戟天、山萸肉、生地黄、熟地黄、制黄精、肉苁蓉、沙参、麦冬、脐带。上药服后使冲任得润,胞宫充盛,基础体温转为典型双相,然后进入第二阶段以补肾助孕为法。第二阶段,补肾助孕,常用药:熟地黄、菟丝子、淫羊藿、紫石英、覆盆子、山萸肉、枸杞子、石楠叶、巴戟天。上药于周期的第 11 天起服 5～7 剂。

(3) 冲任阻滞、胞脉闭塞:症见经前乳胀,情志不畅,腹胀,腰酸,性欲淡漠,苔腻,脉弦细或濡细。治以利气通滞,常用药:制香附、菖蒲、枳壳、王不留行、紫苏子、路路通、沉香^{研末吞}、小茴香、月季花。

(4) 邪伤冲任、湿热内蕴:主要见于输卵管阻塞性不孕,输卵管阻塞性不孕多因盆腔炎症所致,系湿蕴冲任,络道受阻。症见少腹一侧或双侧刺痛,临经更甚,或有低热,经前乳胀,月经失调,舌红苔腻,脉弦数。治疗多从原发病出发,治当清热利湿、消炎通络、疏肝调经。常用药:生地黄、牡丹皮、赤芍、蒲公英、红藤、柴胡、延胡索、广郁金、知母、黄柏、川楝子。新邪为病时,以清热利湿为主,疏肝调经为辅。旧邪肝郁时,以疏肝调经为主。上药于经前乳胀预兆时即服,期中加路路通、娑罗子、广地龙。

待条件充足,可用中药温肾壮阳促排卵,于月中促孕。然临床病例多有病久及肾,体质渐虚,治疗又当兼顾补肾益气,然此极易造成攻补不当,或闭门留邪,或消补无力。朱南孙教授用药补泻兼施,分时治宜,在此基础上,适时配以理气、补气、清气之品,取得极好的临床疗效。

朱丹溪曰:"阴阳交媾,胎孕乃成,所藏之处,名曰子宫,一系在下,上有两歧,中分为二,形如合环,一达于左,一达于右。""一系"指宫颈;"两歧"指由胞宫分出的两根输卵管,左右各一,这是精卵结合的通道,助胞宫以成孕。输卵管阻塞性不孕占不孕症的30%～35%,治疗颇为棘手。络道阻塞或不畅,确需疏通,然不通者,血瘀气滞有之,湿热蕴结有之,气虚鼓动无力亦非少数。"气血充沛,五脏安和,经脉通畅,冲任充盛,经孕如常;气血虚衰,则冲任衰少,胎孕难成。"现代医学证实,输卵管正常,有规律的蠕动是精、卵运行结合成孕的必要条件;气虚则胞经蠕动乏力,造成不畅,甚则阻塞不通。此类患者基础体温每每爬行上升或波动不稳,症见神疲乏力、腰酸肢软、舌淡嫩、苔薄白、脉沉细软。朱南孙教授临证并不囿于输卵管阻塞这一局部检查诊断,而是考虑整个病机和体质的反映进行辨证论治。

首先,补气不忘理气。针对无明显盆腔炎发作病史,但输卵管造影示通而欠畅者,予党参、黄芪、柴胡、制香附、川楝子等补气加理气药组合,使胞经、胞脉有形成规律蠕动之力,辅以理气药推动,加强疏通之力,朱南孙教授喻为"一鼓作气"。

其次,补气理气分时治宜。针对有明显盆腔炎症状者,常因邪侵冲任、气机不利,不通则痛,导致下腹部疼痛、输卵管阻塞,精卵不能适时相合,故经后以蒲公英、红藤、紫花地丁、败酱草、刘寄奴等清热疏化,王不留行、路路通、丝瓜络理气通络,辅以川楝子、制香附理气通滞、通利冲任。经期则在党参、黄芪、当归、丹参、川芎补气养血活血基础上,加入少量理气药,如柴胡、延胡索、制香附、川楝子疏理冲任,使经行适量通畅。

再次,通络不忘补气。朱南孙教授常以丹参、赤芍药、蒲公英、红藤、紫花地丁、败酱草、刘寄奴等清热解毒、活血化瘀药物通利冲任。并在此基础上,加入大量补益气血的药物,如党参、黄芪、当归,用量一般达20～30 g,以加强通络之力。

此外,补泻兼施、分时治宜还体现在经前期疏肝养血、通利冲任使经来顺畅;经期采用活血理气通经,经净后至月中采用活血化瘀、理气通滞,月中补肾疏冲促孕,如此形成治疗输卵管阻塞性不孕的周期式治疗方法。

(5)瘀阻瘕聚:主要见于因子宫肌瘤、子宫内膜异位症等器质性病变引起的不孕,当先治疗原发病,受孕后也应坚持保胎治疗。症见月经不调,腹痛拒按,腰骶酸楚,肛门坠胀感,舌紫有瘀点,脉弦细。治拟化瘀破结,调理冲任,常用药:当归、赤芍、三棱、莪术、川楝子、蒲黄、五灵脂、刘寄奴、石见穿、血竭粉^{吞服}。

2. 排卵期促孕有道 经间期是月经周期的第14天左右,随着卵泡的发育成熟,雌激素分泌形成高峰,引起卵泡破裂排卵。中医认为此期是肾中阴精进一步发展充实,在肾阳作用下进行转化。此时是阴阳交替,重阴转阳的"的候"阶段,中医认为此阶段是阴充阳长,肾之阳气渐旺,胞宫气血充盈,交之以时,胎孕乃成。治疗应以补肾助卵促孕为主。朱南孙经验方"促卵助孕"方:党参、黄芪、当归、熟地黄、淫羊藿、仙茅、巴戟天、石楠叶、蛇床子、女贞子、桑椹、菟丝子、枸杞子、石菖蒲、川芎等,经后第8天起约服7剂。

虽然温补肾阳药有促使排卵、提高受孕作用,但是也要防止不做辨证地滥用温补药,否则会造成许多不良反应。不孕症患者临床以久婚不孕,月经推后,量少,色淡,或见月经稀发,甚则闭经为证候特点,并常伴有面色晦暗,腰酸腿软,性欲淡漠,头晕眼花,舌淡苔薄,脉细。恙由先天禀赋不足,肾气不充,或后天房劳多产,久病伤肾,导致肾精匮乏不孕。证属肾阳衰弱者,治法取补肾填精为主加温肾药,以循"益火之源以消阴翳"。证属肾阴不足者,治法取补肾填精为主加补肾阴药,以循"壮水之主以制阳光"。滋补肾精当甘咸柔养,切忌单用厚味壅补,应配伍健脾助运、调达气机之品,以免滋腻碍胃;温补肾阳,宜甘辛温润,切忌辛燥刚烈,助阳伤阴。朱南孙教授常用补肾填精之熟地黄、女贞子、桑椹、淫羊藿、肉苁蓉、菟丝子、巴戟天、枸杞子、蛇床子;健脾养血之党参、黄芪、当归;化痰活血开窍之石菖蒲、川芎、石楠叶等中药,组成"促卵助孕方"应用于中药人工周期的经间期,有促进卵泡发育作用,助孕效果良好。

案1. 应某,女,28岁,已婚。

【初诊】 2004年5月10日。

主诉: 结婚2年,未避孕未孕。

现病史: 患者平时月经稀发,月经周期后延,甚则3~4月一行,经量不多,伴见咽燥口干,头昏目眩,形瘦无力,纳食不多,大便艰,夜卧欠安。末次月经:2004年3月4日。

舌脉: 舌偏红,苔薄,脉细。

辨证: 阴血不足,虚火上炎。

治则: 滋养肝肾,清泻虚火。

方药:

当归10 g	生地黄12 g	熟地黄12 g	白术9 g
白芍9 g	女贞子12 g	桑椹12 g	柏子仁12 g
肉苁蓉12 g	巴戟天12 g	制香附12 g	川楝子12 g
川牛膝12 g			

×12剂

【二诊】 2004年6月12日。

末次月经:2004年5月31日,经后症情好转,精力尚充,纳食渐多,夜卧亦安,舌偏红胖,苔薄腻,脉细。阴精渐充,冲任未调,继以益气养阴填精、调理冲任为法。

方药:

太子参20g	白术9g	白芍9g	当归15g
茯苓12g	炙甘草6g	生地黄12g	熟地黄12g
巴戟天12g	肉苁蓉12g	柏子仁12g	沙参12g
麦冬9g			

×12剂

嘱患者注意情志调畅,后每2周来诊1次,原方加淫羊藿12g,菟丝子12g。7月10日经转1次,8月22日经转后,9月30日尿妊娠试验阳性而怀孕。

【按】 患者治疗第一阶段根据症状辨证为肝肾阴虚,治疗上采用了滋养肝肾之法,月经从稀发渐转为周期正常,头昏、咽干口燥、睡眠等临床症状好转。第二阶段经间期治疗在原方基础上加淫羊藿、菟丝子以补肾促卵。在整个治疗中,朱南孙教授辅以心理疏导,注意情志和夫妻感情协调,患者有效受孕。不孕症患者,往往结婚后数年甚则十余年不孕,其疗程长,难以在短期内取得显著效果。漫漫求医之途,再加上各种社会和家庭因素,给患者造成很大的心理压力,患者常出现肝气郁结、郁久化火的症状,如失眠、心烦、易怒、双侧乳胀等。而在治疗不孕症过程中,不仅需要患者保持一个良好心态,积极地配合医师们实施治疗方案;而且是良好的夫妻感情的保证,注意双方情怀和谐,交之以时。中医有"肝藏血,主疏泄,其性升发,喜条达"的理论,主疏泄是肝具有调畅情志活动、精神状态及气机的升降出入运动作用。情志失调易伤肝,肝气郁结,则影响肝疏泄藏血功能,叶天士提出"女子以肝为先天"。朱南孙教授指出,肝疏泄失常,肝气郁结,可使不孕者更难受孕。因此,临床上朱南孙教授不仅善用疏肝理气药物,如逍遥丸之类和香附、佛手、柴胡、广郁金、合欢皮、泽兰叶、红花等以促孕调肝,而且能善于运用心理治疗。常常通过深入浅出、恰到好处的疏导,使患者解除抑郁的心情,树立信心,坚持治疗。通过调治往往疗效满意。

案2. 王某,女,38岁,已婚。

【初诊】 2006年2月25日。

主诉: 结婚8年未避孕而未孕8年。

现病史: 初潮14岁,经期7天,周期27~28天,量偏多,无痛经。患者30岁结婚,未避孕未孕至今,经来尚准,量较多,夹小血块,色红,无痛经。2003年8月行腹腔镜卵巢囊肿剥离术、子宫内膜异位症电灼术,双侧输卵管通液显示通而欠畅。2005年试管婴儿失败,之后常感小腹隐痛,行经时腰酸腿软。末次月经:2006年2月23日,未净。基础体温不典型双相,黄体期短。

舌脉: 舌质淡暗,边尖暗红,苔黄厚腻,脉细软。

辨证: 肝肾不足,气血两虚,冲任气机不利。

治则: 益气养血,调补冲任。

方药:

党参20 g	丹参20 g	黄芪20 g	当归20 g
熟地黄15 g	川芎6 g	枸杞子12 g	菟丝子12 g
覆盆子12 g	巴戟天12 g	淫羊藿12 g	肉苁蓉12 g
制香附12 g	川楝子12 g		

×12剂

【二诊】 2006年3月18日。

末次月经:2006年2月23日,基础体温上升6天(最高36.7℃),时感畏寒,尿频,神疲,舌边尖暗红,苔黄腻,脉细软。证仍属肝肾不足,湿热蕴积,冲任气滞,治拟疏肝养血。

方药:

全当归15 g	丹参20 g	赤芍12 g	柴胡12 g
延胡索6 g	川楝子12 g	红藤12 g	刘寄奴12 g
制香附12 g	川续断12 g	桑枝12 g	桑寄生12 g
丝瓜络12 g	石菖蒲9 g		

×12剂

【三诊】 2006年4月8日。

末次月经:2006年3月25日,经期6天,推迟3天,基础体温未升,小腹胀时作,舌淡,边尖红,苔黄腻,脉弦细数。自试管婴儿术后邪侵冲任,气机不利。治拟清热疏化,通利冲任。

方药:

蒲公英20 g	红藤20 g	紫花地丁15 g	败酱草15 g
柴胡6 g	延胡索6 g	川楝子12 g	制香附12 g
王不留行15 g	刘寄奴15 g	路路通15 g	桑枝12 g
桑寄生12 g	丝瓜络12 g		

×12剂

【四诊】 2006 年 4 月 22 日。

末次月经：2006 年 4 月 20 日，未净，量较前略减少，经血不畅，经前双侧下腹疼痛，时有灼热感，腰酸好转。基础体温改善，典型双相，高温相 11 天，舌偏红，苔根黄腻，脉细软。拟月中求嗣，治拟疏冲促孕。

方药：

党参 20 g	丹参 20 g	当归 15 g	川芎 6 g
牡丹皮 12 g	巴戟天 12 g	淫羊藿 12 g	石菖蒲 9 g
石楠叶 9 g	蛇床子 9 g	柴胡 6 g	路路通 12 g
娑罗子 12 g	王不留行 15 g	川楝子 12 g	

×12 剂

嘱月经第 14、15 天同房。

【五诊】 2006 年 6 月 17 日。

末次月经：2006 年 6 月 16 日，未净，量少，经行不畅，色红，经行两侧下腹疼痛(灼痛)，基础体温双相，舌暗红，苔黄腻，脉细软。治拟疏理冲任，期中促孕。

方药 1(经行始服)：

当归 30 g	丹参 30 g	牡丹皮 15 g	赤芍 15 g
制香附 12 g	川楝子 12 g	红花 15 g	益母草 20 g

×12 剂

方药 2(经净后服)：

党参 20 g	丹参 20 g	当归 15 g	川芎 6 g
牡丹皮 12 g	巴戟天 12 g	淫羊藿 12 g	石菖蒲 9 g
石楠叶 9 g	蛇床子 9 g	柴胡 6 g	路路通 12 g
娑罗子 12 g	王不留行 15 g	川楝子 12 g	

×12 剂

由于该患者将回山东原籍，嘱其经行始服方药 1，经净后服方药 2。

2006 年 12 月 28 日电话随访已孕 56 天。

【按】 患者初诊正值经期，行经时腰酸腿软，且基础体温不典型双相，显示黄体功能不良。中医辨证属肝肾不足，治以益气养血、补肝肾，配以少量制香附、川楝子疏理冲任之气机。二诊在经前期疏肝养血，使经来适量且排出顺畅。三诊于经后，拟清热化湿通络，改用王不留行、路路通、丝瓜络，以及兼具理气通络之功效的药物，为期中促孕做准备。四诊患者盆腔炎症状好转，基础体温典型双相，可拟月中促孕。以党参为君，加强胞脉蠕动之力，臣以丹参、当归、川芎养血活血；路路通、娑罗子、王不留行理气通络、疏通胞脉之闭塞，佐以巴戟天、淫羊藿、蛇床子温肾促排卵；石楠叶、石菖蒲怡情易性，如此则万事俱备。五诊患者基础体温双相，但月经量少，方药1拟养血活血使经来顺畅，则经行腹痛可解；方药2宗四诊方法补肾疏冲促孕。由于患者症状发生较为规律，诸症缓解，仅经前至经行两下腹疼痛，可予两方分时周期性服用，而最终成孕。

子宫肌瘤（2例）

　　子宫肌瘤属中医学"癥瘕""石瘕"范畴，首见于《黄帝内经》，充实于历代。《素问·骨空论篇》曰："任脉为病，男子内结七疝，女子带下瘕聚。"《灵枢·水胀》曰："气不得通，恶血当泻不泻，衃以留止，日以益大，状如杯子，月事不以时下，皆生于女子，可导而下。"

　　《金匮要略》曰："妇人经水闭不利，脏坚癖不止，中有干血，下白物，矾石丸主之。"之后隋代巢元方《诸病源候论》、唐代孙思邈《千金要方》、宋代陈自明《妇人大全良方》、明代王肯堂《证治准绳》等都对癥瘕进行了分类归纳，并提出治法、处方。朱小南先生综合前人论述，鉴于古代文献关于"癥瘕"的含义混淆不清，难以掌握，又详加辨析，并提出药治原则，即衡量每个人的体质，观察病证的深浅，诊断结块的位置情况，然后定治疗的方针。朱南孙教授认为乌药散、桃红煎、穿山甲散、干漆散最为合理，外贴阿魏膏也有效。

　　子宫肌瘤属有形之实邪，是以胞中结块为主要体征，"实者攻之""结者散之"，乃本病治疗之大法。以其发病年龄可分为虚、实两端。青壮年气血尚盛，肾气未衰，癥结胞中，正邪相搏，实证实体，宜攻为主，治以活血化瘀、消癥散结。常用生蒲黄、石见穿、皂角刺、三棱、莪术、赤芍、丹参、菝葜、刘寄奴、王不留行、青皮、山楂、蚤休、黄药子等。更年期前后，癥结胞中，肾水已亏，肝火偏旺，应遵"五旬经水未断者，应断其经水，癥结自缩"的原则，宜攻补兼施，治以清肝益肾，软坚消癥。常用紫草、夏枯草、水线草（或白花蛇舌草）、旱莲草、生牡蛎、女贞子、桑椹、菝葜、石见穿、生山楂等，随证加减。以上药物对更年期合并子宫肌瘤缩短经期、减少经量、延长周期直至促其绝经也有一定效果，期中紫草经研究已证实有较强的拮抗雌激素作用。

　　子宫肌瘤初病属实，日久正邪相争，或崩或漏，必损正气，每每逐渐形成虚实夹杂的证候，临证必须重视整体与局部的关系，攻逐肌瘤，贵在时机，攻补得法，方能有效。

　　（1）按月经周期：将近经期或时值月中，冲脉气盛，肝火始旺，乳胀烦躁，舌红，脉弦，宜平肝清热，软坚散结。经前1周，恐经来量多，属肝旺血热，治以清肝凉血摄冲；若属肝旺肾虚，又当清肝益肾摄冲；属气虚不固，又宜健脾益气，补肾固冲。凡挟瘀,均加活血化瘀药,通涩并举,经净候阴血耗损,又须养肝肾、补阴血、消癥结,合而治之。

(2)依体质强弱:年壮初病实体实证者,单攻不补,或先攻后补;久病体虚者正虚邪实,毋忘扶正,宜攻补兼施。李东垣曰:"人以胃气为本,治法当主固元气,佐以攻伐之剂,必需待岁月,若期速效,投以峻剂,反攻有误也。"《医宗金鉴·妇科心法要诀》亦曰:"凡治诸癥结,宜先审身形之壮弱,病势之缓急而治之,如人虚,则气血衰弱,不任攻伐,病势虽盛,当先扶正,而后治其病;若形证俱实,宜先攻其病也。经云:'大积大聚,衰其大半而止。'盖恐过于攻伐,伤其气血也。"正邪相争,正盛邪怯,正虚则瘤易长,"养正积自除"。扶正者,健脾养肝益肾也。常用枸杞子、菟丝子、桑椹,三子相配,平补肝肾,补而不腻,温而不燥,久崩久漏,复旧固本,常配伍覆盆子、金樱子等。健脾多用四君子汤,益气养血则用参芪四物攻补兼施,药物配伍如莪术、白术合用,一攻一补,消补相伍;益母草、仙鹤草配伍,活血止血,通涩并举。

(3)中药西药并用:临床上有些子宫肌瘤患者,既服西药又服中药。如患者月经紊乱,崩漏不止,常有已经服用西药妇康片制止出血,调整周期。朱南孙教授肯定西药作用,便掌握机会化瘀软坚,消癥散结,如此中西药并用,各取其利,可使提早绝经,得到控制子宫肌瘤增大的目的。对明确子宫黏膜下肌瘤、息肉样肌瘤,或特大肌瘤,出血过多以致贫血,正气虚极,不堪攻伐,而绝经尚早。消癥无望者也建议手术摘除肌瘤。对已届更年期不愿手术的妇女,用中药后可使月经早绝,肌瘤随之缩小,体质也逐渐增强。

(4)兼症辨治

1)止痛需清通疏理:子宫肌瘤一般无疼痛,若兼疼痛,常由于肌瘤较大压迫盆腔血管或神经,或由于肌瘤红色变性,或合并炎症、子宫内膜异位症,多表现为平时坠胀不适,经期疼痛加剧。中医辨证属热瘀交阻,冲任气滞,治以清热化瘀,疏利冲任,一般选用蒲公英、紫花地丁、红藤、败酱草、刘寄奴、炙乳香、没药、柴胡、延胡索、青皮等。

子宫肌瘤增大时压迫临近器官,出现膀胱、直肠功能失调症状。兼小便频数淋漓涩痛,配金钱草、车前草、海金沙清热通淋;如兼腰膝酸软等肾虚症状,则桑螵蛸合金钱草,补涩通利,标本兼顾;若大便稀溏,多配白头翁汤、香连丸以清热燥涩,理气止痛。

2)止血宜清养通涩:子宫肌瘤出血以经期延长、量多为特点。朱南孙教授认为临床辨证,热、虚、瘀为主,施治以清热、调补(肝、脾、肾)、化瘀,以固涩冲任。经行先期、量多,心烦易怒,乳胀拒按,舌红,脉弦,属肝旺血热,宜清热凉血摄冲,用地榆,侧柏叶,椿根皮,大、小蓟,生地黄,炒丹皮,茜草。若兼腰膝酸软,神疲乏力,经血或多或少,淋漓不净者,属肾虚肝旺、冲任不固,用地榆、椿根皮、侧柏叶、女贞子、旱莲草、紫草、炒川续断、桑螵蛸、海螵蛸、黄连须、炒淮山药等。若神疲嗜卧,气短自汗,面色㿠白,舌淡嫩,边有齿印,脉细软,属脾肾气虚、冲任不摄者,多选党参、黄芪、炒淮山药、山萸肉、覆盆子、金樱子、炒川续断、炒狗脊、桑螵蛸、海螵蛸、黄连须等。诸证兼瘀,配焦山楂炭、益母草、仙鹤草、蒲黄炭、五灵脂、血竭粉、三七粉、熟大黄炭、炮姜炭。其中,熟大黄炭配炮姜炭,一寒一热,一走一守,涩而不滞,动而不烈,通涩并举,是治瘀血内阻、崩中漏下之良药。益母草伍仙鹤草,活血止血,动静结合,是经期临近,或经行不畅,又恐经来妄行不止之佳品。

案 1. 患者,女,35 岁,已婚。

【初诊】 1991 年 2 月 12 日。

主诉: 发现子宫肌瘤 1 个月余。

现病史: 患者 1 个月前妇科普查 B 超示子宫浆膜下肌瘤 5.6 cm×6.4 cm×5.4 cm。平素体格健硕,经汛如常,恐惧手术,求中药治疗。朱南孙教授诊断其体征,舌脉属实无虚,专予生蒲黄^包、赤芍、丹参、三棱、莪术、生山楂、刘寄奴各 12 g,菝葜、鬼箭羽、石见穿各 15 g,炒枳壳 9 g,青皮 6 g 等,以活血化瘀、软坚消瘤。药后无不适,治疗 8 个月,1991 年 10 月 B 超复查,肌瘤已缩至 2.5 cm×4.0 cm×2.4 cm。

【按】《妇科心法要诀》曰:凡治诸癥积,宜先审身形之壮弱,病势之缓急。而治之此案实证,尚无出血崩漏之癥,故单攻不补。方中蒲黄可用至 24 g,如药后便溏,配白术 12 g。

案 2. 患者,女,52 岁,已婚。

【初诊】 1989 年 6 月 17 日。

现病史: 发现子宫肌瘤 4 年,近 2 年月经先期,甚则半月一转。1989 年 1 月 B 超示:子宫内 102 mm×73 mm×42 mm,27 mm×22 mm×31 mm,21 mm×26 mm×29 mm 实质性暗区,诊断为多发性子宫肌瘤。末次月经:1989 年 5 月 1 日,至今 47 天未净。曾行刮宫术、服妇康片止血均无效。刻诊:经血量中等。色红有块,神疲乏力,腰酸膝软。

舌脉: 舌暗偏红边有瘀紫,苔薄,脉细弦带数。

辨证: 癥结胞中,瘀血内阻,肾虚肝旺,冲任不固。

治则: 祛瘀止血。

方药:

蒲黄炭 12 g	炒五灵脂 12 g	焦楂炭 9 g	熟大黄炭 4.5 g
炮姜炭 4.5 g	陈棕炭 12 g	海螵蛸 12 g	玉米须 20 g
焦潞党参 12 g	三七粉 2 克^{包吞}		

×7 剂

【二诊】 1989 年 6 月 24 日。

患者诉药后血止,余证同前,证属阴血耗损,肝火旺盛,治拟平肝益肾,软坚消瘤。

方药:

生牡蛎 30 g	白花蛇舌草 30 g	紫草 30 g	夏枯草 15 g
川楝子 12 g	茜草 12 g	生山楂 12 g	菝葜 12 g
枸杞子 12 g	太子参 12 g	青皮 6 g	陈皮 6 g

【按】 本案时届更年,经水来绝,肝旺肾虚,兼有石瘕,热迫冲任,瘀阻胞中,热瘀变阻,崩漏不止,祛瘀则热随瘀下而血得止。再继益肾平肝,守方守法,以获周期延长、肌瘤渐缩、正气渐复之效。经期再拟祛瘀摄冲法,经淋半个月净。经净后气血耗损,肝旺肾虚,宜益气养血、清肝益肾,选四君子汤、二至丸和桑椹、枸杞子、生地黄、熟地黄、茜草、夏枯草、海螵蛸等调治,精力渐充,腰酸头昏减轻之后按月经周期变化。经间平肝益肾、软坚消瘤,经期瘀下淋漓则化瘀摄冲,随证加减。调治 1 年,经水每三四月一行,经量减少,5～6 天净,面色较润,寐安纳调。1990 年 10 月 16 日 B 超检查显示子宫内 53 mm×63 mm×64 mm,30 mm×24 mm×20 mm,27 mm×20 mm×20 mm 实质性暗区,子宫及肌瘤均已缩小。

子宫内膜异位症(1 例)

子宫内膜异位症,是一种常见的妇科疾患,是指具有生长功能的子宫内膜组织(腺体或间质)出现在子宫腔被覆黏膜以外的身体其他部位时所引起的一种疾病。子宫内膜异位症虽为良性病变,但却有类似恶性肿瘤远处转移和种植生长的能力。异位内膜最常见的种植部位是盆腔脏器和腹膜,如子宫直肠凹、直肠阴道隔、子宫肌层、卵巢、输卵管等,其中以侵犯卵巢、子宫肌层者最为常见,分别称为卵巢子宫内膜异位囊肿、子宫肌腺症。这些异位的子宫内膜随着卵巢激素的变化反复出血形成单个或多个囊肿,囊肿内含暗褐色黏稠状陈旧血,状似巧克力液体,故又称"巧克力囊肿"。其主要症状和体征包括痛经、下腹痛、性交不适、不孕、月经异常、下腹坠胀、肛门坠痛、腹部包块等。现代医学治疗本病主要采用性激素以抑制雌激素合成,促使异位子宫内膜的萎缩或手术治疗,但其根治率低、副反应大已成为不可忽视的事实。

中医学古文献中尚无"子宫内膜异位症"的病名记载,但根据其主要症状及体征,可归属为"痛经""不孕""癥瘕""妇人腹痛""月经不调"等病证中。据多年来中医妇科学对子宫内膜异位症较为系统的研究,认为其基本病机是"瘀血阻滞胞宫、冲任"。常见的分型包括气滞血瘀、寒凝血瘀、肾虚血瘀、气虚血瘀、热灼血瘀。

朱南孙教授认为本病形成原因大约可以分为以下几个方面。① 产育过多:生育过密,冲任受损,产后失摄,六淫内侵,恶露留滞,结为瘕聚。② 人工流产:清宫不慎,重伤冲任,以致血瘀胞宫、胞脉。③ 剖宫产史:剖宫产术,损伤胞宫,瘀滞残留胞宫、胞络,而为本病。④ 非时行房:多责之妇女经期交媾,败精瘀血混为一体,所谓"胞中有恶血,久则成瘕也",此最易为临床所忽视。综上各种原因导致妇女经期月经血未能通畅排出,反而逆流入里,留滞于胞宫、胞脉及盆腔其他部位,血结成瘀,日久积聚成癥瘕。关于本病的治疗,朱南孙教授博采先贤和当代中医学家的经验,提出"活血化瘀、软坚散结、扶正达邪、攻补兼施"的治疗原则。自拟血竭散(血竭粉、蒲黄、莪术、三棱、延胡索、川楝子、青皮、柴胡、生山楂等)作为子宫内膜异位症的主方,随症加减。且配合破血祛瘀、消积散结药物灌肠治疗,临床取得比较满意的效果。临床上朱南孙教授将本病分为如下三个类型,也即病证的三个阶段。

(1)气滞血瘀型:表现为患者有腹部包块、痛经、输卵管通而不畅、排卵期少腹胀痛、经前乳胀等血瘀气滞的表现。正如《妇人规·血瘕》所说:"余血未净……则留滞日积而成瘕矣。然血必由气,气行则血行。故凡欲治血则或攻或补,皆当以调气为先。"治疗用蒲黄、五灵脂、三棱、莪术、丹参、四物汤等活血化瘀;刘寄奴、石见穿、皂角刺等消癥散结;川楝子、柴胡、延胡索、香附、青皮、乳香、没药等活血与理气同用,增强止痛效果。对以痛经为主症的子宫肌腺瘤等患者,加用血竭粉吞服,生山楂、小青皮消积祛瘀,加重行瘀止痛之功效。有癥瘕积聚,如卵巢囊肿、肌腺瘤者,加白花蛇舌草、紫草、生牡蛎软坚消瘤。

(2)血热互结型:此类患者妇科检查或 B 超检查有盆腔粘连,行输卵管碘油造影检查输卵管往往不通或通而欠畅。临床表现为痛经颇剧,月经中期下腹两侧胀痛明显,舌红,舌苔黄,或伴有大便干、口干等。其病机为热邪或湿热与瘀血互结于冲任、胞宫、胞脉。若瘀血癥瘕留滞日久而化热,其症状更为明显,更为严重。朱南孙教授强调,治疗时用活血理气,祛瘀消癥法。如上述方中,必须加入蒲公英、红藤、紫花地丁等清热解毒之品,热邪得以清,才能使粘连松解,更好祛瘀消癥,获得较好的疗效。输卵管粘连而不通者,加理气疏络之剂,如路路通、王不留行、娑罗子等，特别是排卵期更要加重剂量，以改善症状，疏通胞络，热瘀严重者可加用灌肠方，加强松解粘连之功。

（3）邪恋正虚型：常见于本病迁延阶段，由于本病症状较多，且病势迁延，日久则热伤气阴，损伤肝肾和脾胃，邪未去，正已虚；或肝肾阴虚或气血两亏。对此阶段的治疗，朱南孙教授指出，应结合月经周期的不同变化，标本兼顾，扶正与祛邪兼顾。因月经以后阴血刚去，且月经期间痛经、肛门坠痛、小腹坠痛等各种症状发作、加重，故正虚之象在月经后期更为突出。治疗时月经期前以祛邪消癥为主，月经后则应兼以调补肝肾，或调补气血。对于本病伴不孕的患者，在癥瘕诸症改善后方可调理月经，促进排卵，但以扶正治疗中始终不能放松祛瘀消癥攻邪之力。

案. 戚某，女，27 岁，未婚。

【初诊】 2007 年 6 月 16 日。

主诉：体检发现右侧卵巢囊肿 1 年半。

现病史：平素月经尚准，经期 4 天，周期 26 天，量偏少欠畅，痛经剧烈。末次月经：2007 年 5 月 26 日，诉 2005 年 11 月体检 B 超检查提示右侧卵巢囊肿 48 mm×39 mm。

舌脉：舌暗偏红，苔薄黄腻，脉弦细。

辨证：肝旺瘀阻，瘕聚胞脉，冲任气滞。

治则：疏肝清热，活血化瘀，疏利冲任。

方药：

生蒲黄 15 g^包	丹参 20 g	牡丹皮 12 g	柴胡 6 g
延胡索 6 g	石见穿 15 g	皂角刺 12 g	刘寄奴 15 g
半枝莲 15 g	制香附 12 g	川楝子 12 g	三棱 12 g
莪术 12 g	青皮 6 g		

×7 剂

【二诊】 2007 年 6 月 23 日。

末次月经：2007 年 6 月 19 日，腹痛，经后有减，舌脉详情如前，治宗前法。

方药：

生蒲黄 30 g^包	丹参 30 g	牡丹皮 15 g	赤芍 15 g
蒲公英 20 g	红藤 20 g	柴胡 6 g	延胡索 6 g
皂角刺 12 g	石见穿 15 g	半枝莲 15 g	三棱 12 g
莪术 12 g	菝葜 15 g	青皮 6 g	

×14 剂

【三诊】 2007 年 7 月 14 日。

末次月经：2007 年 7 月 10 日，即净，量少，腹痛。2007 年 6 月 5 日外院 B 超检查提示：右卵巢囊肿 17 mm×24 mm，子宫及左卵巢未见异常。舌淡边尖红，苔薄黄腻，脉弦细数。治宗前法，活血化瘀，通利冲任。

方药：

生蒲黄 30 g^包	丹参 30 g	牡丹皮 15 g	赤芍 15 g
蒲公英 20 g	红藤 20 g	柴胡 6 g	延胡索 6 g
石见穿 15 g	半枝莲 15 g	三棱 12 g	莪术 12 g
菝葜 15 g	血竭 9 g		

×14 剂

【四诊】 2007 年 8 月 4 日。

周期将近，尚无行经预感，舌脉详情如前，治宗前法。

方药：

生蒲黄 30 g^包	丹参 30 g	牡丹皮 15 g	赤芍 15 g
蒲公英 20 g	红藤 20 g	柴胡 6 g	延胡索 6 g
石见穿 15 g	半枝莲 15 g	三棱 12 g	莪术 12 g
王不留行 15 g	川楝子 12 g	血竭 9 g	

×14 剂

【五诊】 2007 年 8 月 25 日。

末次月经：2007 年 8 月 5 日，8 月 9 日已净，量偏少，腹痛较前显减，经后无不适，周期又近，舌偏红，苔薄黄腻少津，脉弦细浮。治拟活血化瘀消痞。

方药：

生蒲黄 30 g^包	丹参 30 g	牡丹皮 12 g	赤芍 12 g
石见穿 15 g	半枝莲 15 g	三棱 12 g	莪术 12 g
血竭 9 g	合欢皮 12 g	首乌藤 20 g	

×14 剂

【六诊】 2007 年 9 月 15 日。

末次月经：2007 年 9 月 2 日，量较前有增，腹痛较轻，夜寐欠安，余无不适，舌偏红，苔薄黄腻，脉弦细。治宗前法。

方药：

生蒲黄 30 g^包	丹参 30 g	牡丹皮 15 g	赤芍 15 g
柴胡 6 g	延胡索 6 g	石见穿 15 g	三棱 15 g
莪术 15 g	制香附 12 g	川楝子 12 g	首乌藤 20 g

血竭 9 g

×14 剂

【七诊】 2007 年 10 月 13 日。

2007 年 10 月 9 日 B 超检查提示子宫、附件未见异常。末次月经：2007 年 9 月 30 日，量尚可，腹痛不显，夜寐欠安，经后无不适。舌红，苔薄黄腻，脉弦细。证仍属肝旺瘀阻，冲任气滞，治拟疏肝清热，利气通滞。

方药：

生蒲黄 30 g^包	丹参 30 g	牡丹皮 15 g	赤芍 15 g
石见穿 15 g	制香附 12 g	川楝子 12 g	首乌藤 20 g
合欢皮 12 g	柏子仁 12 g	王不留行 15 g	

×14 剂

【按】 本案患者素体肝旺，热迫冲任，血热互结，日久成瘀，发为痛经；加之经行量少欠畅，余血留滞，积聚成癥。在治疗上，朱南孙教授强调攻补兼施，但肝旺之体，正气尚盛之时，务须清肝化癥为主。正所谓"良工者治病，先治其实，后治其虚，亦有不治其虚者"；又因血必由气，气行则血行，故本案以活血化瘀为大法并兼顾调气。用药以血竭散为基础方，临症酌情加减：选用蒲黄、三棱、莪术、丹参和四物汤等活血化瘀；刘寄奴、石见穿、皂角刺等消癥散结；川楝子、柴胡、延胡索、香附、青皮等活血与理气同用，配伍血竭化瘀定痛效果更佳。诊治 7 次后，经行腹痛不显，且复查 B 超检查提示病灶已除，子宫、附件未见异常。纵观全程，朱南孙教授贯穿药猛力专、先治实的指导思想，前后调治 4 个月余，诸症悉除，可谓良效。

子宫脱垂(3 例)

子宫脱垂是子宫从正常位置沿阴道下降，宫颈外口达坐骨棘水平以下，甚至子宫全部脱出于阴道口外，常伴发阴道壁脱垂，多发生于多产和产后。由于分娩损伤子宫支持组织，产后过早从事体力劳动、缺乏适当锻炼及营养不良，或患有慢性咳嗽、腹泻、便秘等，则易发生子宫脱垂，且病情往往较重。绝经期后妇女发生子宫脱垂，是因卵巢功能不足，雌激素水平低落，使子宫支持组织结构发生退行性变，加之年老肌张力低下而致。

中医形容本病"妇人阴中有物下坠，甚则挺出阴户之外者"，称之"阴挺"。首见于《诸病源候论》卷四十："阴挺出下脱候：胞络伤损，子脏虚冷、气下冲则令阴挺出，谓之下脱。亦有因产而用力偃气，而阴下脱者。"历代医家根据阴挺的形状不同及溃烂后的变态不同，又有阴脱、阴㿗、阴痔、阴突、阴菌等名称。《景岳全书》曰："妇人阴中突出如菌如芝，或挺出数寸，谓之阴挺。"由于本病大多发生于产后，故有子肠不收等名称。

中医学认为本病的形成，既与局部的肌肉筋膜损伤有关，亦与全身上下的气虚、肾虚有关，并在一定程度上与肝亦有关，而气虚是最为主要的。

（1）气虚：临床上多见因素体虚弱，中气不足；或因产用力，或劳力过度、抬高负重等致气虚下陷，系胞无力而阴挺下脱；或便秘过久、虚坐努责，或长期慢性咳嗽、腹泻，以致脾虚气弱，中气下陷，任、带脉失于提摄而阴挺下脱。

气虚下陷者，兼见气短乏力，小腹空坠，宜补气升提，用补中益气汤加减，方内升麻、炙黄芪用量须加大。

（2）肾虚：肾居下焦，主封藏，司前后二阴，胞脉、胞络系于肾，肾阴能滋养子宫、冲脉、任脉，包括胞脉、胞络，肾阳能统摄奇经八脉，温煦胞宫，而固前后二阴，且肾又为先天之本，故凡先天不足，发育欠佳，或者久病体弱必致肾虚，肾阴虚则不能滋养子宫冲任，肾阳虚则不能统摄八脉，温养胞宫、提系胞胎，从而导致子宫下垂而滑脱。或因产育过多、房事所伤等，致肾气亏虚，带脉失约，冲任不固而系胞无力。

肾虚者，兼见腰膝酸软，头晕耳鸣，宜补肾益气，用大补元煎加鹿角胶、升麻、枳壳。

另有因脱垂继发湿热侵袭或因脾虚聚湿，日久化热，湿热下注者，兼见脱出物表面溃疡，外阴肿胀疼痛，黄水淋漓，身热心烦，小便短赤。治宜清热利湿，用龙胆泻肝汤加减。外治可用乌梅、蛇床子等煎水熏洗。

近年来，随着人民生活水平的提高，本病已少有发生。朱南孙教授认为现今多见于体质虚弱者和老年患者。体虚者，或先天肾气不足、脾虚气弱，或因失血耗精，导致气虚下陷；年老者，肾气虚衰，冲任不固，带脉失约而致阴挺下脱。又因《灵枢·经脉》曰"肝足厥阴之脉……过阴器，抵小腹……""胆足少阳之脉……绕毛际……"朱南孙教授治疗此病还从肝论治。若因肝气郁结日久，郁而化火，肝火旺盛，耗灼肾水，肾水亏乏，不能滋养子宫、冲脉、任脉，以及胞脉、胞络，亦可发生本病。从肝肾论治本病，辨证上也体现了朱南孙教授"肝肾为纲"的学术思想，治疗上亦采取"肝肾同治"，临床疗效显著。

案1. 包某，女，31岁，已婚。

【初诊】 2006年3月8日。

主诉：发现子宫脱垂半年。

现病史：2005年4月顺产1胎，恶露两月净，同年9月自觉有物从阴道口脱出,外院诊断为Ⅱ度子宫脱垂,12月起使用子宫托,效果欠佳。妇科检查见宫颈略出于阴道口。平素神疲乏力,自汗,头晕,大便不成形,产后月经周期推迟,30～45天不定,经期6～8天,量多,伴小血块,无痛经。末次月经:2005年2月13日。生育史:1-0-0-1。

舌脉:脉细,舌暗红,苔薄腻,有剥苔。

辨证:脾肾气虚下陷。

治则:健脾益肾,清托冲任。

方药:

太子参30 g	生黄芪20 g	柴胡6 g	制升麻3 g
地榆12 g	椿根皮12 g	桔梗6 g	生甘草6 g
桑寄生12 g	桑螵蛸12 g	海螵蛸12 g	淮山药12 g

×14 剂

依上法调理1个月,精力充沛,经量减少,头目清明,宫颈回纳于阴道内。

【按】 患者素体虚弱,子宫复旧不良,产后出血持续时间长,以致气随血脱,气虚下陷,肾气虚弱,则冲任不固,带脉失约,脾虚运化失职,生化乏源,症见神疲乏力,头晕,自汗,大便不实,苔剥。太子参、生黄芪益气固托,柴胡、制升麻升阳举陷,地榆、椿根皮、桔梗收涩固托,山药平补肝脾肾,桑寄生、海螵蛸补益肾气、收敛固涩。非用大补之剂,是因患者虽由体虚失血耗气所致,但虚不受补,单纯补益气血,实难收效,故拟清托冲任,缓补脾肾。待脾气健运,肾气固托有权,则诸症自愈。

案2. 张某,女,79岁,已婚。

【初诊】 2006年9月16日。

主诉:子宫脱垂数十年。

现病史:绝经30年。原有子宫脱垂病史,据诉为Ⅲ度子宫脱垂,数十年前经朱南孙教授调治好转。近日因劳累复发,子宫颈伴部分阴道前壁脱出。生育史:4-0-1-4。来诊时,因病情折磨,悲伤哭泣。小便频数,量少不畅,大便尚调,夜寐欠安,心烦。

舌脉:舌暗红,苔薄,脉弦数。

辨证:肝火旺盛,肾气虚弱。

治则:平肝清热,益肾固托。

方药:

生地黄15 g	白芍12 g	柴胡6 g	钩藤12 g

首乌藤 12 g	白菊花 6 g	桔梗 6 g	珍珠母 12 g
夏枯草 15 g	制升麻 3 g	枳壳 9 g	

×7 剂

【二诊】 2006 年 10 月 21 日。

自觉症状好转,前药自续 14 剂。阴道壁已回纳,子宫颈可见与阴道口平齐。舌暗红,苔薄黄腻,脉细数。治宗前法。

方药:

生地黄 15 g	淡黄芩 6 g	白芍 12 g	首乌藤 20 g
茯苓 12 g	茯神 12 g	珍珠母 12 g	制升麻 3 g
金钱草 15 g	桔梗 6 g	合欢皮 12 g	淡远志 12 g

×12 剂

上药 12 剂服后家属代诊诉小便顺畅,夜寐已安,子宫颈回纳未有再脱出。予以清补肝肾药,以资巩固。

案 3. 金某,女,67 岁,已婚。

【初诊】 2005 年 3 月 25 日。

主诉: 阴中有物脱出 1 周。

现病史: 绝经 17 年。1 周前觉有物脱出,在当地医院诊为Ⅱ度子宫脱垂,子宫颈脱出。平素小便频数,大便正常,足冷,精神紧张,夜寐欠安。乳腺癌术后 8 年,糖尿病、高血压病史 5 年。

舌脉: 舌胖大,舌质暗,苔薄黄少津,左脉弦滑、尺弱,右脉弦细。

辨证: 素体肝旺,肾气下陷。

治则: 平肝解郁,益肾固脱。

方药:

生黄芪 15 g	白芍 12 g	柴胡 9 g	桔梗 6 g
制升麻 4.5 g	党参 15 g	桑寄生 12 g	桑螵蛸 12 g
金樱子 12 g	玉米须 30 g	莲须 15 g	

×12 剂

复诊宫颈已回纳,诸症好转,续服以巩固。

【按】 《医宗金鉴·妇科心法要诀》曰:"妇人阴挺,或因胞络损,或因分娩用力太过,或因气虚下陷,湿热下注。阴中突出一物如蛇,或如菌,如鸡冠者,即古之癫疝类也。属热者,必肿痛,小便赤数……属虚者,必重坠,小便清长……"上述两诊患者均为年老肾虚、冲任不固、带脉失约而致阴挺下脱,出现小便频数症状。除同用柴胡、桔梗、制升麻升提举陷之外,余则诊治有别。案2患者年老多产,程度较深,病史较长,精神症状较重,多从对症治疗,首乌藤、白菊花、珍珠母平肝清心,生地黄、白芍滋阴清热,二诊加重安神之品,金钱草通利小便。案3发病仅1周,但既往患有乳腺癌、糖尿病、高血压病史,治疗时应考虑兼病的治疗。桑寄生、桑螵蛸、金樱子收敛固涩,补益肾气,玉米须、莲须加强收涩之力,党参、生黄芪补气升托。两例均收到良好疗效。

乳腺癌术后(1例)

案. 周平,女,46岁,已婚。

【初诊】 2007年10月20日。

主诉: 乳腺癌术后两年半,月经紊乱、量少近1年。

现病史: 初潮16岁,经期3~4天,周期28天,量中,痛经(+),伴经行腹泻。生育史:1-0-2-1(1990年人工流产,1992年剖宫产)。2005年4月外院行左侧乳腺癌根治术,术后坚持放、化疗及中药调治。半年后转经,量色同前。近一年来,自觉月经量逐年减少,色暗质黏,周期紊乱,时感腰骶酸楚,小腹坠胀。今年6月B超检查示宫颈纳囊多枚,内膜厚9 mm,余无异常。2007年9月4日内分泌检查示:E_2 127.6 pg/mL,FSH 30.93 mIU/mL,TSH 1.37 Mu/L。2007年9月21日查CEA、CA125、CA199、CA153均属正常范围。2007年9月26日查PET/CT:盆腔未见异常。平素神疲少力,头晕易汗,腹泻便溏,夜寐欠安。末次月经:2007年9月19日,前次月经:2007年9月6日。

舌脉: 脉弦细,舌紫暗,苔薄黄腻少津,有齿印。

辨证: 肝旺瘀阻,更年期脏器功能失职,冲任失调。

治则: 平肝益肾,健脾和胃,疏利冲任。

方药:

生牡蛎30 g^{先煎}	夏枯草15 g	白花蛇舌草30 g	紫草30 g
旱莲草15 g	寒水石20 g	地榆12 g	椿根皮12 g
淮山药12 g	淮小麦30 g	糯稻根30 g	黑豆衣12 g

×7剂

【二诊】 2007年10月27日。

末次月经:2007年10月26日,量中等,有血块,腰酸腹胀好转,舌紫暗,有瘀斑,苔薄腻,脉细。治宗前法。予以前方加茯苓12 g,17剂。

予前方加茯苓、茯神各12 g,首乌藤20 g,合欢皮12 g,服12剂。

【三诊】 2007 年 11 月 10 日。

经后仍感神疲少力,夜寐欠安,头痛,口干。舌红,苔薄,边有瘀紫,脉细。证属阴血不足,虚火旺盛,瘀阻气滞。治拟清热养阴,活血化瘀。

方药:

丹参 20 g	牡丹皮 12 g	生地黄 15 g	赤芍 15 g
首乌藤 20 g	茯神 12 g	合欢皮 12 g	紫草 30 g
玄参 9 g	莲子心 6 g	金银花 12 g	生甘草 6 g

×12 剂

【四诊】 2007 年 11 月 24 日。

周期将近,乳房胀痛,有行经预感。舌紫暗尖红,苔薄腻,脉弦细。治拟平肝清热,健脾和胃。

方药:

生牡蛎 30 g^{先煎}	白术 9 g	白芍 9 g	淮山药 12 g
白扁豆 12 g	夏枯草 15 g	旱莲草 15 g	青皮 4.5 g
陈皮 4.5 g	淮小麦 30 g	茯苓 12 g	茯神 12 g

×12 剂

【五诊】 2007 年 12 月 8 日。

末次月经:2007 年 10 年 26 日,至今未转,偶有右乳作胀,食后脘腹胀满,大便稀薄。舌暗淡,边有瘀紫,苔黄腻,右脉细弦。证属肝胃不和,脾运不健。

方药:

炒川黄柏 9 g	秦皮 9 g	川黄连 3 g	白头翁 12 g
广木香 6 g	青皮 4.5 g	陈皮 4.5 g	九香虫 9 g
淮山药 12 g	白扁豆 12 g	白术 9 g	白芍 9 g
茯苓 12 g	茯神 12 g	砂仁 3 g^{后下}	

×7 剂

【按】 患者乳腺癌后,发现子宫内膜增厚,考虑患者已近绝经年龄,应早日断经,避免癌变。生牡蛎、夏枯草、白花蛇舌草、紫草、旱莲草、寒水石取朱南孙教授治子宫肌瘤的消瘤断经汤之意,平肝清热,化瘀消积。地榆、椿根皮收涩断经,淮山药平补肝脾肾,淮小麦、糯稻根敛汗、安神,黑豆衣清热解毒,清心安神。

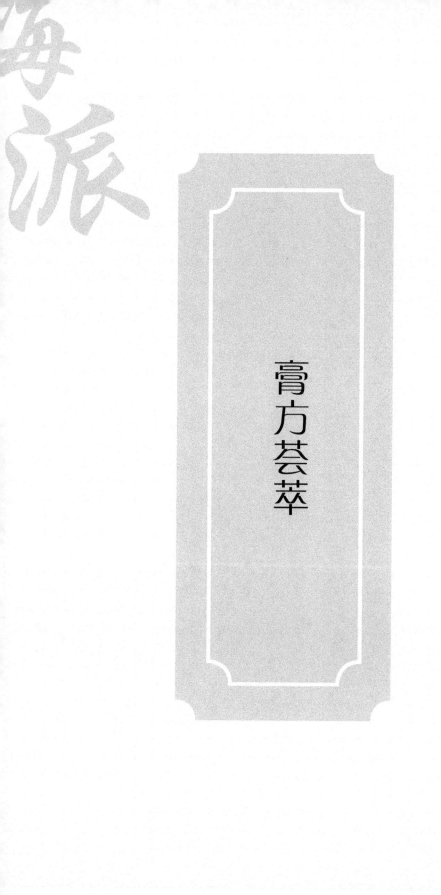

海派

膏方荟萃

膏方是在中医整体观念、辨证论治思想的指导下，根据个人的体质因素、疾病性质及其不同的临床表现，因滋补强身、延年益寿、纠偏祛病等不同的需求，选择单味药或多味药按照"君、臣、佐、使"原则配伍所组成的方剂。膏方经过特定的工序加工所制成的膏剂，是中医传统八种剂型——丸、散、膏、丹、汤、酒、露、锭之一。一张膏方处方制成的膏滋药从数量单位上称其为"一料"。

膏剂有内服、外用之分。外用膏剂，是中医外治法中常用的药物剂型，除用于皮肤、疮疡等疾患外，还可在内科、妇科等多系统病证中应用，起到内病外治的作用。古代亦称为"薄贴"，其中"薄"指软膏，"贴"指膏药，早在《刘涓子鬼遗方》中就有多种关于"薄贴"的记载。内服膏剂，又称为煎膏，即我们后世所谓的膏方，因其起到的滋补作用，又被称作"膏滋药"。膏剂被广泛地运用于内、外、妇、儿、骨伤、五官等科疾患及大病后体虚患者的治疗。

膏者，泽也，在《正韵》《博雅》上解释为"润泽"，指其作用，以滋养膏润为特长，近代名医秦伯未曾指出："盖煎熬药汁或脂液而所以营养五脏六腑之枯燥虚弱这也，故俗亦称膏滋药。"（《秦伯未膏方集》）内服的膏剂实际上是由汤药（煎剂）演变发展而来，应该说凡汤药之有效之方，皆可煎膏服用，但其口味、口感要优于汤剂，这也体现了"膏"的甘美滑腻的特点，《山海经》中曾说："言味好皆滑为膏。"

在中医理论里，膏方是一种具有高级营养滋补和治疗预防综合作用的成药。它是在大型复方汤剂的基础上，根据人的不同体质、证候而确立的不同处方，经过浓煎后掺入某些辅料而制成的一种稠厚状半流质或冻状剂型，也即谓"凝而不固膏"。膏方伴随着中医药的发展，有着悠久的历史，并在临床实践中不断发展，是中医学的重要组成部分，是中医药历史长河中的文化积淀和瑰宝，长期以来在防病御病、提高人们身体素质中发挥着其独特的作用。

朱氏膏方源于朱南山先生，至朱南孙教授一代，其理论体系已日臻完备。朱南孙的祖父朱南山，宗张子和学派并推崇张景岳"无虚急在邪气，去之不速留则生变"。治病颇有大将风范，善用汗、吐、下三法，用药常以大方峻剂，挽救危疾，以治时疫重症成名于乡里，有"朱一贴"之美誉，故一般膏方鲜用。而朱小南教授秉承家学，又大胆发挥，用药内外兼治，不拘一格，总结前贤学术思想，潜心钻研，将冲脉、任脉、督脉、阴跷脉、阳跷脉、阴维脉、阳维脉、带脉的奇经八脉理论与体系融入朱氏妇科，临证将女科之证与奇经病机相贯穿，分为奇经实证与虚证。实证则用辛苦芳香以温通消散；虚证则喜用血肉有情之品峻补，且以丸、膏之剂柔养缓图。

朱南孙教授在其父亲学术经验基础上又进一步进行了总结与提高，临证重视奇经,梳理冲任,提倡乙癸同源、肝肾为纲的思想,诊治妇科疾病提出了"从合守变"的学术思想。每于冬令,朱南孙教授开设膏方门诊,对于妇科经带胎产、杂病之各种慢性、疑难病证,详于四诊,精于辨证,综合疾病证候,辨明邪正关系,因人、因时、因病,辨证处方,精选药物,严谨组方,斟酌取舍,每获奇效。

一、月经病

月经量少(2例)

案 1. 王某,女,32 岁。1984 年 12 月 6 日(大雪前 1 日)

两次人工流产后,肝肾耗损,气血虚衰,阴血不足,心脑失养,经来量少,已历一年。夜寐欠安,腑行不畅。舌红苔薄,脉细软。宜调补肝血,养心宁神。

处方:

吉林人参 100 g	西洋人参 50 g	绵黄芪 150 g	全当归 150 g
京赤芍 120 g	熟地黄 90 g	生地黄 90 g	铁皮石斛 20 g
莲子心 50 g	首乌藤 200 g	云茯神 150 g	合欢皮 120 g
柏子仁 90 g	酸枣仁 90 g	朱灯心草 30 g	淡远志 50 g
制黄精 120 g	川杜仲 120 g	川续断 120 g	金狗脊 120 g
菟丝子 150 g	制香附 120 g	川楝子 120 g	杜红花 100 g
桃仁 90 g	益母草 150 g	川牛膝 120 g	春砂仁 50 g
山楂肉 120 g	陈皮 30 g	青皮 30 g	

另:

陈阿胶 250 g	龟板胶 250 g	红枣 150 g	莲肉 150 g
桂圆肉 120 g	胡桃肉 150 g	冰糖 500 g	黄酒 500 g
白蜜 250 g			

熬膏方法:上药以清水浸 1 宿,陈阿胶、龟板胶以黄酒浸 1 宿(烊化),桂圆肉、莲肉、胡桃肉捣碎,红枣去皮、核。次日将浸药的水倾倒出,另放清水大火浓煎 2 小时,将药液滤出,倒入已备置的锅中,然后再放清水煎 2 小时,滤汁,去渣,将 2 次药液合并煎熬浓缩至 1 000 mL,放入酒浸胶及龙眼肉、红枣、湘莲、胡桃肉等物,文火收膏时放入另煎的人参汤,以扁形木棒不断搅拌,待熬到黏稠,滴水成珠状即成,置于罐内待冷却。

服法:每日早晚各 1 汤匙,开水冲服。1 周后可增至一匙半。

忌宜：服膏时忌食生萝卜、浓茶、咖啡，如遇感冒发热、大便溏薄或胃口不佳时，暂停数日，待病愈后再进服。

【按】《医学正传》云："月经全借肾水施化，肾水既乏，则经血日以干涸。"患者屡次流产刮宫，冲任受损，且兼有肾精不足，肾阴不化，肝血亦虚，冲任亏损，胞宫无血可下，故见月经量少。本病病位亦在心，胞脉者，属心而络于胞中，胞脉受损，心亦失所养。故组方中多用当归、黄芪、人参等补益气血之品，以充血海。且肾为先天之本，心肾相交，水火相济，方中用熟地黄、黄精、杜仲、川续断等补肾填精，复投以朱灯心草、远志、夜交藤等宁心安神以增强疗效。加之患者气血两虚日久，肠失濡润，无水行舟，故见腑气不通，方中加用大量柏子仁、桃仁、牛膝、白蜜等以润肠通便之效。全方滋而不腻、补而不滞，使精血充而经自调。

案2. 胡某，女，43 岁。2004 年 11 月 16 日（小雪前 6 天）。

肝肾阴虚，冲任不足，经来落后量少，夜寐欠安，脱发神疲，时而潮热自汗，舌暗，脉细。证属肝肾阴虚，气血不足。入冬进补，法拟益气养血、调补冲任。

处方：

潞党参 150 g	炙黄芪 150 g	焦白术 90 g
淮山药 150 g	补骨脂 120 g	全当归 150 g
熟地黄 150 g	杭白芍 120 g	菟丝子 120 g
覆盆子 120 g	何首乌 150 g	枸杞子 150 g
茯神 150 g	夜交藤 200 g	合欢皮 150 g
巴戟天 150 g	淫羊藿 150 g	紫丹参 150 g
川楝子 120 g	制香附 120 g	杜红花 90 g
益母草 180 g	嫩桂枝 90 g	鸡血藤 150 g
青皮 45 g	陈皮 45 g	山楂肉 120 g
广木香 60 g		

另：

吉林人参 60 g	陈阿胶 250 g	鳖甲胶 250 g
胡桃仁 150 g	莲肉 150 g	红枣 150 g
桂圆肉 150 g	黑芝麻 120 g	冰糖 500 g
黄酒 500 mL		

熬膏方法：上药以清水浸 1 宿，陈阿胶、鳖甲胶以黄酒浸 1 宿（烊化），桂圆肉、莲肉、胡桃仁、芝麻捣碎，红枣去皮、核。次日将浸药的水倾倒出，另放清水大火浓煎 2 小时，将药液滤出，倒入已备置的锅中，然后再放清水煎 2 小时，滤汁，

去渣,将2次药液合并煎熬浓缩至1 000 mL,放入酒浸胶及龙眼肉、红枣、湘莲、胡桃肉、芝麻等物,文火收膏时放入另煎的人参汤,以扁形木棒不断搅拌,待熬到黏稠,滴水成珠状即成,置于罐内待冷却。

服法:每日早晚各1汤匙,开水冲服。1周后可增至一匙半。

忌宜:服膏时忌食生萝卜、浓茶、咖啡,如遇感冒发热、大便溏薄或胃口不佳时,暂停数日,待病愈后再进服。

【按】《素问·上古天真论篇》云:"女子七岁,肾气盛,齿更发长;二七而天癸至,任脉通,太冲脉盛,月事以时下,故有子……七七,任脉虚,太冲脉衰少,天癸竭,地道不通,故形坏而无子也。"患者年过六七,肾气已衰,肝肾阴虚,冲任乏源,故经来量少。全方中党参、黄芪补气,当归、白芍、熟地黄养血。山药、焦白术健脾,以养后天。巴戟天、淫羊藿、菟丝子、覆盆子、补骨脂等补益肝肾,以养先天。夜交藤、合欢皮、茯神养心、解郁安神。丹参、鸡血藤、红花、益母草养血活血。肝肾阴虚已致肝郁,故香附、川楝子疏肝理气解郁。山楂肉、木香、青皮、陈皮理气醒脾和胃助运化。冬令之际,缓图根本,使气血得充,以冀来年康复。

经间期出血(1例)

案.龚某,女,26岁。1990年11月15日(立冬后7天)。

患者诉新婚后房劳过度,症见期中出血,经量转多,神疲乏力,腰膝酸软,虚火内盛,口腔溃疡反复发作,咽喉疼痛,便结不畅,经前乳胀,夜寐尚可,小便尚调。舌红边后有齿印,苔薄腻,脉沉弦数。证属肾精耗损,水亏火旺,木失调达,脾气受阻。治宜滋肾清肝,健脾润腑。此值冬令,适时进补卜经调恙平。

处方:

潞党参 150 g	紫丹参 120 g	京玄参 120
北沙参 120 g	大麦冬 120 g	大生地黄 150 g
淡黄芩 60 g	肥知母 150 g	川柏皮 90
云茯苓 120 g	生薏苡仁 120 g	福泽泻 120 g
软柴胡 90 g	延胡索 60 g	小青皮 60 g
女贞子 120 g	桑椹 120 g	肉苁蓉 120 g
柏子仁 120 g	全瓜蒌 150 g^打	火麻仁 120 g
苎麻根 120 g	川续断 150 g	桑寄生 150 g
制狗脊 150 g	金樱子 150 g	旱莲草 150 g
仙鹤草 200 g	金钱草 150 g	生甘草 60 g

另：

陈阿胶 150 g	黄明胶 150 g	龟甲胶 90 g
胡桃仁 125 g	莲子心 60 g	红枣 125 g
文冰 500 g	陈酒 500 mL	西洋参 50 g

熬膏方法： 上药以清水浸 1 宿，陈阿胶、黄明胶、龟甲胶以黄酒浸 1 宿（烊化），莲子心、胡桃仁捣碎，红枣去皮、核。次日将浸药的水倾倒出，另放清水大火浓煎 2 小时，将药液滤出，倒入已备置的锅中，然后再放清水煎 2 小时，滤汁，去渣，将 2 次药液合并煎熬浓缩至 1 000 mL，放入酒浸胶及红枣、莲子心、胡桃肉等物，文火收膏时放入另煎的人参汤，以扁形木棒不断搅拌，待熬到黏稠，滴水成珠状即成，置于罐内待冷却。

服法： 每日早晚各 1 汤匙，开水冲服。1 周后可增至一匙半。

忌宜： 服膏时忌食生萝卜、浓茶、咖啡，如遇感冒发热、大便溏薄或胃口不佳时，暂停数日，待病愈后再进服。

【按】《女客准绳》曰："袁了凡先生云：天地生物，必有氤氲之时，万物化生，必有乐育之时……丹经云：一月止有一日，一日止有一时，凡妇人一月经行一度，必有一日氤氲之候，于一时辰间，气蒸而热，昏而闷，有欲交接不可忍之状，此的候也，于此时逆而取之则成丹，顺而施之则成胎矣。"此氤氲的候出血，相当于西医学排卵期出血，若出血量增多，出血期延长，失治误治常可发展为崩漏。本案例患者因禀赋虚弱，肾本不充。证属肾精耗损，水亏火旺，木失调达，脾气受阻。治拟滋肾清肝，健脾润腑。方用党参、玄参、北沙参、麦冬益气养阴，生地黄、黄芩、知母、川柏皮清热生津，茯苓、生薏苡仁、泽泻健脾，柴胡、延胡索、青皮疏肝理气，女贞子、桑椹、肉苁蓉、川续断、桑寄生、狗脊益肾养肝，苎麻根、金樱子、旱莲草、仙鹤草更兼止血，柏子仁、全瓜蒌、火麻仁润肠通便。

更年期综合征(经断前后诸证，1 例)

案. 纪某，女，49 岁，已婚。2007 年 11 月 15 日(立冬后 7 天)。

年届七七，肾气渐衰，冲任失调，经事已乱，月经十余日至四十余日一行，经行十余日方净，经至有块，色暗。时感头晕耳鸣，神疲乏力，足跟疼痛，畏寒肢冷。舌淡苔薄，脉沉细。际此冬令，宜补肾益气，养血和络。

处方：

生晒参 100 g _{上药另煎，收膏时兑入}		潞党参 150 g
炙黄芪 150 g	大熟地黄 150 g	抚川芎 90 g

紫丹参 150 g	全当归 150 g	京赤芍 150 g
枸杞子 150 g	潼蒺藜 150 g	何首乌 200 g
山萸肉 150 g	巴戟天 120 g	淫羊藿 120 g
鹿胶片 90 g	威灵仙 120 g	鸡血藤 150 g
川桂枝 120 g	伸筋草 120 g	千年健 150 g
菟丝子 150 g	桑螵蛸 120 g	川续断 120 g
淮牛膝 120 g	紫石英 150 g	川杜仲 150 g
金狗脊 150 g	青皮 50 g	陈皮 50 g
淮山药 150 g	山楂肉 120 g	

另：

陈阿胶 250 g	龟甲胶 250 g	红枣 150 g
桂圆肉 120 g	莲肉 150 g	胡桃仁 150 g
冰糖 500 g	黄酒 500 mL	

熬膏方法： 上药以清水浸 1 宿，陈阿胶、龟甲胶以黄酒浸 1 宿（烊化），桂圆肉、莲肉、胡桃仁捣碎，红枣去皮、核。次日将浸药的水倾倒出，另放清水大火浓煎 2 小时，将药液滤出，倒入已备置的锅中，然后再放清水煎 2 小时，滤汁，去渣，将 2 次药液合并煎熬浓缩至 1 000 mL，放入酒浸胶及红枣、桂圆肉、莲肉、胡桃仁等物，文火收膏时放入另煎的人参汤，以扁形木棒不断搅拌，待熬到黏稠，滴水成珠状即成，置于罐内待冷却。

服法： 每日早晚各 1 汤匙，开水冲服。1 周后可增至一匙半。

忌宜： 服膏时忌食生萝卜、浓茶、咖啡，如遇感冒发热、大便溏薄或胃口不佳时，暂停数日，待病愈后再进服。

【按】《女科百问》云："七七则卦数以终，终则经水绝止。"患者年届七七，肾气渐衰，冲任二脉亏虚，精血不足，"肾主骨生髓"，肾亏则骨不坚定，故时有腰酸、神疲乏力、足跟疼痛。方中以四物汤加党参、黄芪益气养血；山萸肉、菟丝子、枸杞子益肾填精；巴戟天、淫羊藿、鹿胶片温肾助阳；川续断、杜仲、淮牛膝补肾强腰膝；桑螵蛸、伸筋草、千年健、威灵仙强筋骨、通络止痛；鸡血藤、川芎活血通络；桂枝温通经脉，解痉止痛；潼蒺藜平肝疏肝，陈皮理气和中，补而不腻。诸药相配，共奏补肾益气、养血和络之功效。

二、带下病

案. 沈某,女,35 岁,已婚。1984 年 12 月 20 日(冬至后 1 日)。

婚后一年,房劳不节,肾气耗损,胞脉空虚之际,湿热邪毒外侵,蓄积下焦,客于胞中,气血瘀滞,以致痛势延绵,久而不孕。症见腰膝酸软,神疲乏力,少腹不适,带下绵绵。舌暗胖、有齿印、有瘀紫,脉细软。冬令之际,投以益肾气,兼化湿热之剂,以冀病除康健,毓麟有望。

处方:

吉林人参 50 g ^{上药另煎,收膏时兑入}　　　　　　潞党参 120 g

生黄芪 120 g　　　　全当归 120 g　　　　大川芎 60 g

赤芍 90 g　　　　　　白芍 90 g　　　　　生地黄 90 g

熟地黄 90 g　　　　蒲公英 150 g　　　　大红藤 150 g

粉丹皮 90 g　　　　椿根皮 120 g　　　　芡实须 90 g

莲须 90 g　　　　　川柏皮 60 g　　　　淮山药 120 g

云茯苓 120 g　　　　川楝子 90 g　　　　制香附 90 g

覆盆子 120 g　　　　淫羊藿 120 g　　　　石楠叶 90 g

枸杞子 120 g　　　　女贞子 120 g　　　　桑椹 120 g

川续断 120 g　　　　桑寄生 120 g　　　　金狗脊 120 g

焦白术 60 g　　　　新会陈皮 60 g

另:

陈阿胶 100 g　　　　金樱子膏 1 瓶　　　　鹿角胶 60 g

胡桃仁 90 g　　　　龙眼肉 60 g　　　　文冰 500 g

陈酒 250 mL

熬膏方法: 上药以清水浸 1 宿,陈阿胶、鹿角胶以黄酒浸 1 宿(烊化),龙眼肉、胡桃仁捣碎。次日将浸药的水倾倒出,另放清水大火浓煎 2 小时,将药液滤出,倒入已备置的锅中,然后再放清水煎 2 小时,滤汁,去渣,将 2 次药液合并煎熬浓缩至 1 000 mL,放入酒浸胶、金樱子膏及龙眼肉、胡桃仁等物,文火收膏时放入另煎的人参汤,以扁形木棒不断搅拌,待熬到黏稠,滴水成珠状即成,置于罐内待冷却。

服法:每日早晚各1汤匙,开水冲服。1周后可增至一匙半。

忌宜:服膏时忌食生萝卜、浓茶、咖啡,如遇感冒发热、大便溏薄或胃口不佳时,暂停数日,待病愈后再进服。

【按】《傅青主女科》云:"夫带下俱是湿症……盖带脉通于任、督,任、督病而带脉始病……然而带脉之伤,非独跌闪挫气已也,或行房而放纵,或饮酒而癫狂,虽无疼痛之苦,而有暗耗之害,则气不能化经水,而反变为带病矣……况加以脾气之虚,肝气之郁,湿气之侵,热气之逼,安得不成带下之病哉……治法宜大补脾胃之气,稍佐以疏肝之品……脾气健而湿气消,自无白带之患矣。"本案患者房劳不节,损伤冲任而及带脉,又感湿热邪毒,日久气血瘀滞而见带下绵绵、痛势延绵、腰酸肢软、神疲乏力诸症。治疗上以完带汤健脾益气、升阳除湿,加蒲公英、大红藤、粉丹皮、川柏皮、云茯苓清热化湿,椿根皮、芡实须、莲须固涩止带。覆盆子、淫羊藿、石楠叶、川续断、桑寄生、金狗脊温补肾阳,枸杞子、女贞子、桑椹滋补肾阴,使脾气健,肾气充。

三、妊娠病

案1. 秦某,女,29岁,已婚。1984年11月22日(小雪)。

几度孕至,几处夭殁,阴损阳折,气耗血伤。冲为血海,任主胞胎而隶系于肝肾。脉细软,舌紫暗,苔薄黄腻少津。乙葵衰少,爱莫能助,调摄以何? 当拟填精益血,补气之品以资其源。

处方:

紫河车90 g	生晒参50 g 上药另煎,收膏时兑入	
炙黄芪150 g	制黄精120 g	白术90 g
白芍90 g	当归身120 g	淮山药120 g
山萸肉60 g	大熟地黄120 g	桑椹120 g
枸杞子120 g	女贞子120 g	旱莲草150 g
菟丝子120 g	川续断120 g	金狗脊120 g
北芡实120 g	覆盆子120 g	补骨脂120 g
巴戟天90 g	淫羊藿90 g	石楠叶120 g
石龙芮120 g	山楂90 g	神曲90 g
云茯苓120 g	新会陈皮50 g	桔梗60 g
淮牛膝120 g		

另:

鹿角胶60 g	明阿胶100 g	鸡血藤膏1瓶
湘莲120 g	大枣120 g	文冰250 g
陈酒400 mL		

熬膏方法: 上药以清水浸1宿,阿胶、鹿角胶以黄酒浸1宿(烊化),莲肉捣碎,红枣去皮、去核。次日将浸药的水倾倒出,另放清水大火浓煎2小时,将药液滤出,倒入已备置的锅中,然后再放清水煎2小时,滤汁,去渣,将2次药液合并煎熬浓缩至1 000 mL,放入酒浸胶、鸡血藤膏及湘莲、大枣等物,文火收膏时放入另煎的人参汤,以扁形木棒不断搅拌,待熬到黏稠,滴水成珠状即成,置于罐内

待冷却。

服法：每日早晚各 1 汤匙，开水冲服。1 周后可增至一匙半。

忌宜：服膏时忌食生萝卜、浓茶、咖啡，如遇感冒发热、大便溏薄或胃口不佳时，暂停数日，待病愈后再进服。

【按】 自然流产连续 3 次以上者，称为习惯性流产。每次流产往往发生在同一妊娠月份（即胎龄）。中医学认为肾藏精而为气血之始，是生殖之根；脾主健运而为气血生化之源，为后天之本。朱南孙教授善用膏方治疗此病，认为习惯性流产的病因，主要是由于内、外因素导致了人体气血虚弱，肾气不固，内热伤胎。其治疗原则，多从补虚论治，尤以补肾为核心。其治疗的步骤，强调对妇女未孕前的预防性治疗和怀孕后的保胎辨证论治相结合。膏方中有八珍汤之意，八珍汤为气血同补的著名方剂，对气血不足、脾肾两亏的习惯性流产患者的黄体功能具有明显的促进作用。方中又含五子衍宗丸之意，由枸杞子、菟丝子、女贞子、覆盆子等药组成，功能填精、补髓、益肾，对男、女的性腺功能失调均具有良好的调节作用，在妇科尤能调经种子，预防先兆流产及习惯性流产的发生。《本草纲目》载石龙芮："风寒湿痹，心腹邪气，利关节，止烦满。平肾胃气，补阴气不足，失精茎冷。令人皮肤光泽有子。"总之，在以补肾为治疗原则的基础上，根据孕妇的体质，或温肾健脾，或疏调气血，对习惯性流产的保胎防漏有一定效果。

案 2. 朱某，女，31 岁。2007 年 11 月 10 日（立冬后 2 天）。

婚后 8 年，孕 3 流 3，屡孕屡堕，素体肾虚，肾虚不足，冲任不固，胎元失养，多次流堕，肾气更伤，腰酸如折，气血亏虚，脾运不及，纳食无味，大便溏薄，神疲乏力。舌淡红，苔薄腻，边有齿印，脉细濡尺不足。肾气不足，脾肾两亏，冲任不固，而致滑胎，为制膏方，益肾健脾补气，佐以调理冲任之品，以备再孕，胎固而不滑。

处方：

生晒参 100 g 上药另煎，收膏时兑入		潞党参 150 g
生黄芪 150 g	全当归 150 g	菟丝子 150 g
杭白芍 120 g	大熟地黄 120 g	枸杞子 150 g
覆盆子 150 g	淮山药 150 g	山萸肉 150 g
桑螵蛸 150 g	巴戟天 150 g	淫羊藿 150 g
补骨脂 120 g	紫石英 200 g	煨金樱子 150 g
紫河车 90 g	川续断 150 g	川杜仲 150 g
金狗脊 150 g	制何首乌 150 g	川牛膝 150 g

| 白扁豆 150 g | 焦白术 90 g | 新会陈皮 60 g |
| 白茯苓 250 g | 山楂肉 120 g | 白果 120 g |

另：

陈阿胶 250 g	鳖甲胶 250 g	红枣 150 g
胡桃仁 150 g	桂圆肉 120 g	冰糖 500 g
黄酒 500 mL		

熬膏方法：上药以清水浸 1 宿，陈阿胶、鳖甲胶以黄酒浸 1 宿（烊化），胡桃仁、桂圆肉捣碎，红枣去皮、去核。次日将浸药的水倾倒出，另放清水大火浓煎 2 小时，将药液滤出，倒入已备置的锅中，然后再放清水煎 2 小时，滤汁，去渣，将 2 次药液合并煎熬浓缩至 1 000 mL，放入酒浸胶、胡桃仁、桂圆肉、大枣等物，文火收膏时放入另煎的人参汤，以扁形木棒不断搅拌，待熬到黏稠，滴水成珠状即成，置于罐内待冷却。

服法：每日早晚各 1 汤匙，开水冲服。1 周后可增至一匙半。

忌宜：服膏时忌食生萝卜、浓茶、咖啡，如遇感冒发热、大便溏薄或胃口不佳时，暂停数日，待病愈后再进服。

【按】 习惯性流产具有"应期而堕，屡孕屡堕"的特征，中医称为"滑胎"。朱南孙教授分析中医治疗习惯性流产主要有两个方面：一是先兆流产的保胎治疗；二是针对有流产病史的妇女，从怀孕受孕前，即予以中药治疗，确保不发生流产征兆。本患者为怀孕前用膏方以调治。朱南孙教授认为，肾主生殖，胞脉系于肾；母体肾气是胎儿发育的动力，而胎儿的成长，又要靠气血的充养，气血是由脾胃所化生，因此肾气不足、脾胃虚弱是导致习惯性流产的主要病机。肾气不足包括了两个方面：一是有畸形，终致流产，甚或频坠；二是母体虚弱，肾气不足。脾胃虚弱主要导致气血的不足，气虚不能载胎，血虚不能养胎，故而流产。朱南孙教授治疗习惯性流产，在中药膏方主要是用补肾药，如菟丝子、枸杞子、覆盆子、巴戟天、淫羊藿、补骨脂、紫河车、川续断、川杜仲、金狗脊、山萸肉、桑螵蛸、金樱子、紫石英、胡桃仁、鳖甲胶、制何首乌；在补肾基础上调养气血善用生晒参、党参、生黄芪、白术、茯苓、白扁豆、淮山药、当归、杭白芍、大熟地黄、陈阿胶、桂圆肉等。诸药合用珠联璧合，如桴应鼓。

四、产后病

产后体虚（1例）

案. 伏某，女，28岁。2004年11月27日（小雪后5天）。

产后半年，起居不慎，感寒饮冷，寒邪乘虚而入，中州受损，旋即胃脘不舒，食后隐痛，大便溏薄，恙连两月。脾胃为后天之本，气血生化之源，主运化而统血，冲任又隶属于阳明。脾气虚衰，冲任失养，产后置环，重伤冲任，经转量多。舌暗胖有齿印，苔薄少津，脉细软。乘兹闭藏之令，拟甘温益气、补肾健脾之剂，以冀恙平康复。

处方：

吉林人参 60 g	潞党参 150 g 上药另煎，收膏时兑入	
炙黄芪 150 g	肉苁蓉 150 g	川续断 150 g
全当归 150 g	巴戟天 150 g	炙升麻 60 g
淫羊藿 150 g	川杜仲 150 g	制黄精 150 g
淮牛膝 120 g	大熟地黄 150 g	淮山药 120 g
金狗脊 150 g	杭白芍 120 g	山萸肉 150 g
威灵仙 150 g	枸杞子 150 g	桑螵蛸 150 g
焦白术 120 g	菟丝子 150 g	桑寄生 150 g
茯苓 120 g	茯神 120 g	覆盆子 150 g
紫石英 180 g	新会陈皮 60 g	金樱子 150 g
石楠叶 120 g	山楂肉 120 g	

另：

陈阿胶 250 g	龟甲胶 250 g	桂圆肉 150 g
莲肉 150 g	红枣 150 g	胡桃仁 150 g
白文冰 500 g	黄酒 500 mL	

熬膏方法： 上药以清水浸1宿，阿胶、龟甲胶以黄酒浸1宿（烊化），莲肉、桂

圆肉捣碎,红枣去皮、去核。次日将浸药的水倾倒出,另放清水大火浓煎 2 小时,将药液滤出,倒入已备置的锅中,然后再放清水煎 2 小时,滤汁,去渣,将 2 次药液合并煎熬浓缩至 1 000 mL,放入酒浸胶、莲肉、桂圆肉、红枣等物,文火收膏时放入另煎的人参汤,以扁形木棒不断搅拌,待熬到黏稠,滴水成珠状即成,置于罐内待冷却。

服法:每日早晚各 1 汤匙,开水冲服。1 周后可增至一匙半。

忌宜:服膏时忌食生萝卜、浓茶、咖啡,如遇感冒发热、大便溏薄或胃口不佳时,暂停数日,待病愈后再进服。

【按】 产后气血未复,易感外邪;脾胃虚弱,气机阻滞,故胃脘不适、胃痛;脾胃虚弱,运化无权,则大便溏薄。脾气虚衰,不能化生精微,气血来源不足,冲任失养,又因产后置环,重伤冲任,故经量多。按《素问·阴阳应象大论篇》"精不足者,补之以味"之理,治疗上给予甘温益气、补肾健脾之剂。人参大补元气,补中益气汤加减健脾益气。方中当归、熟地黄、白芍养血调经;巴戟天、肉苁蓉、淫羊藿、菟丝子、川续断、杜仲、桑寄生、怀牛膝、狗脊、山萸肉、黄精、枸杞子等补肝肾、填肾精、强筋骨;桑螵蛸、金樱子、覆盆子固肾收涩兼止泻、培本复旧;紫石英、石楠叶温肾暖宫;茯苓、茯神健脾渗湿,宁心安神;新会陈皮、山楂肉理气消滞,使补不碍胃,滋而不腻。

产后自汗(1 例)

案.陈某,女,36 岁。2008 年 12 月 1 日(大雪后 2 天)。

产后失养,气血两虚,恶露绵绵近两月方净。自汗,肢节酸楚,脉细缓,舌淡,苔腻少津。宜益气养血,敛汗和络。

处方:

生晒参 100 g	西洋参 50 g 上药另煎,收膏时兑入	
潞党参 150 g	稽豆衣 120 g	糯稻根 200 g
威灵仙 120 g	麻黄根 200 g	伸筋草 120 g
防风 90 g	防己 90 g	炙黄芪 150 g
瘪桃干 90 g	丝通草 30 g	生白芍 120 g
五味子 50 g	鸡血藤 150 g	粉归身 150 g
川续断 120 g	丝瓜络 120 g	茯苓 120 g
茯神 120 g	厚杜仲 120 g	络石藤 120 g
夜交藤 150 g	菟丝子 120 g	新会陈皮 60 g

合欢皮 120 g	桑寄生 120 g	生白术 90 g
淮小麦 200 g	海螵蛸 120 g	山楂肉 120 g

另：

陈阿胶 250 g	龟甲胶 250 g	红枣 150 g
莲肉 150 g	胡桃仁 150 g	桂圆肉 120 g
冰糖 500 g	黄酒 500 mL	

熬膏方法：上药以清水浸 1 宿，陈阿胶、龟甲胶以黄酒浸 1 宿（烊化），莲肉、桂圆肉、胡桃仁捣碎，红枣去皮、去核。次日将浸药的水倾倒出，另放清水大火浓煎 2 小时，将药液滤出，倒入已备置的锅中，然后再放清水煎 2 小时，滤汁，去渣，将 2 次药液合并煎熬浓缩至 1 000 mL，放入酒浸胶、莲肉、桂圆肉、胡桃仁、红枣等物，文火收膏时放入另煎的人参汤，以扁形木棒不断搅拌，待熬到黏稠，滴水成珠状即成，置于罐内待冷却。

服法：每日早晚各 1 汤匙，开水冲服。1 周后可增至一匙半。

忌宜：服膏时忌食生萝卜、浓茶、咖啡，如遇感冒发热、大便溏薄或胃口不佳时，暂停数日，待病愈后再进服。

【按】《景岳全书·妇人规》云："产后气血俱去，诚多虚证。"血濡养气，因产失血，气失所濡，卫外失固，腠理不密，不能固摄津液，则津液外泄，自汗出。气虚血弱，冲任不固，血失统摄，则恶露不绝；经脉失养，则肢节酸楚。全方以玉屏风散益气固表；生晒参、潞党参、西洋参益气养阴；糯稻根、麻黄根、稆豆衣、瘪桃干、淮小麦等敛液止汗；鸡血藤、当归身、威灵仙、伸筋草、防己、通草、丝瓜络、络石藤等养血通络；川续断、菟丝子、海螵蛸、桑寄生、杜仲补肝肾、强筋骨；合欢皮、茯神解郁安神；茯苓、新会陈皮、山楂肉等顾护脾胃。诸药配制成膏，以冀气血渐充，自汗得止。

五、妇科杂病

不孕症(2例)

案1. 顾某,女,29岁。2007年11月25日(小雪后2日)。

女子经水来自冲任,源于脏腑,气充血沛乃能有子。缘由天癸迟至,冲任脉虚,血海失于满溢,经水不能如期而转,量少,色暗红,神疲纳呆,今精、气、神俱不足,安能有子。治先调经为要,值此隆冬封蛰之际,宜健脾胃以资血源,养肝肾以充血海,疏经调经,以通血行,冲任得润,始望有子。

处方:

吉林参50 g	潞党参120 g	炙黄芪120 g	全当归150 g
紫丹参150 g	京赤芍120 g	大熟地黄150 g	抚川芎90 g
巴戟肉120 g	鹿角片90 g	淫羊藿120 g	官桂心60 g
川续断120 g	川牛膝120 g	鸡血藤150 g	杜红花90 g
广木香60 g	焦山楂120 g	炮姜炭60 g	新会皮60 g
蓬莪术120 g	鸡内金120 g	台乌药120 g	炒枳壳120 g
益母草150 g			

另:

陈阿胶250 g	龙眼肉125 g	红枣125 g	胡桃肉125 g
湘莲125 g	文冰500 g	陈酒500 g	

熬膏方法: 上药以清水浸1宿,陈阿胶以黄酒浸1宿(烊化),湘莲、龙眼肉、胡桃肉捣碎,红枣去皮、去核。次日将浸药的水倾倒出,另放清水大火浓煎2小时,将药液滤出,倒入已备置的锅中,然后再放清水煎2小时,滤汁,去渣,将2次药液合并煎熬浓缩至1 000 mL,放入酒浸阿胶、湘莲、桂圆肉、胡桃肉、红枣等物,文火收膏时放入另煎的人参汤,以扁形木棒不断搅拌,待熬到黏稠,滴水成珠状即成,置于罐内待冷却。

服法: 每日早晚各1汤匙,开水冲服。1周后可增至一匙半。

忌宜： 服膏时忌食生萝卜、浓茶、咖啡，如遇感冒发热、大便溏薄或胃口不佳时，暂停数日，待病愈后再进服。

案 2. 张某，女，29岁，已婚。2008年10月28日（霜降后5天）。

数年前曾孕3个月自然流产1次，其后月经稀发伴经量减少，经去年膏方调治以后，经水尚能按期而至，基础体温亦渐有双相，唯经来量少，孕而不育。时有腰酸乏力，畏寒肢冷，舌偏红，苔薄白，脉细软。证属肝肾亏虚，气血两虚。去年服膏方后，基础体温渐有双相曲线，今冬再宗前方增进，以卜来年精足神充，则毓麟有望。

处方：

生晒参 150 g ^{上药另煎，收膏时兑入}　　　　　　　　　　　　　　　潞党参 150

炙黄芪 150 g　　　　全当归 180 g　　　　大熟地黄 150 g

杭白芍 120 g　　　　焦白术 90 g　　　　淮山药 150 g

茯苓 120 g　　　　茯神 120 g　　　　合欢皮 150 g

制何首乌 180 g　　　　山萸肉 150 g　　　　巴戟天 150 g

淫羊藿 150 g　　　　石楠叶 90 g　　　　小茴香 60 g

紫石英 200 g^{先煎}　　　　官桂 90 g　　　　鹿角片 120 g

陈艾叶 90 g　　　　紫河车 150 g　　　　枸杞子 150 g

菟丝子 150 g　　　　五味子 150 g　　　　覆盆子 150 g

桑椹 150 g　　　　鸡血藤 150 g　　　　红花 120 g

山楂肉 120 g　　　　抚川芎 90 g　　　　制香附 150 g

川楝子 120 g　　　　青皮 50 g　　　　陈皮 50 g

另：

陈阿胶 300 g　　　　鳖甲胶 200 g　　　　胡桃仁 150 g

桂圆肉 150 g　　　　小红枣 150 g　　　　莲肉 150 g

冰糖 500 g　　　　黄酒 500 mL

熬膏方法： 上药以清水浸1宿，陈阿胶、鳖甲胶以黄酒浸1宿（烊化），胡桃仁、莲肉、桂圆肉捣碎，红枣去皮、去核。次日将浸药的水倾倒出，另放清水大火浓煎2小时，将药液滤出，倒入已备置的锅中，然后再放清水煎2小时，滤汁，去渣，将2次药液合并煎熬浓缩至1 000 mL，放入酒浸胶、胡桃仁、莲肉、桂圆肉、红枣等物，文火收膏时放入另煎的人参汤，以扁形木棒不断搅拌，待熬到黏稠，滴水成珠状即成，置于罐内待冷却。

服法： 每日早晚各1汤匙，开水冲服。1周后可增至一匙半。

忌宜： 服膏时忌食生萝卜、浓茶、咖啡，如遇感冒发热、大便溏薄或胃口不佳时，暂停数日，待病愈后再进服。

【按】 患者流产后气血两虚，元气受损，《素问·调经论篇》曰："血气不和，百病乃变化而生。"因患者求嗣心切，去年经膏方调治后渐有效用，故仍予膏方调治，遵原意增进，培补真元，以期毓麟有望。全方以八珍汤补益气血，小茴香、紫石英、官桂、艾叶等温肾助孕，巴戟天、淫羊藿、制何首乌、鹿角片、紫河车等益精填髓，枸杞子、菟丝子、覆盆子、桑椹、五味子等平补肝肾，调其阴阳平衡。肝肾亏虚易致肝火旺盛，易烦躁多梦，心绪不宁，故予茯神、合欢皮等解郁安神，青皮、陈皮、川楝子、制香附疏肝理气。脾胃为气血生化之源，茯苓、白术、白芍、山楂肉等健脾护胃，鸡血藤、红花等活血化瘀，略加推动，以期经水按期而至，早日得嗣。

癥瘕（子宫肌瘤，2例）

案1. 黄某，女，36岁。2004年12月5日（大雪前2日）。

患者剖宫产后不久，未哺乳，经水即按月转，数月来经转量多，腰酸，头眩，足跟疼痛，神疲乏力，经B超检查提示子宫肌瘤。此乃产虚未复，血气不和，结为石瘕。值此冬令进补之际，宜扶正攻坚并举。

处方：

吉林参 50 g	潞党参 150 g	紫丹参 150 g	南沙参 120 g
京元参 120 g	粉丹皮 90 g	全当归 120 g	杭白芍 120 g
大熟地黄 120 g	蓬莪术 90 g	京三棱 90 g	生山楂 150 g
鸡内金 90 g	穿山甲片 150 g	小青皮 60 g	菝葜 150 g
枸杞子 150 g	女贞子 150 g	旱莲草 150 g	仙鹤草 200 g
夏枯草 150 g	槐花末 150 g	茜草根 150 g	川续断 150 g
金狗脊 150 g	桑寄生 150 g	菟丝子 150 g	海螵蛸 150 g

另：

陈阿胶 250 g	鳖甲胶 120 g	金樱子膏 500 g	小红枣 120 g
胡桃肉 120 g	莲肉 120 g	龙眼肉 120 g	文冰 500 g
陈酒 500 mL			

熬膏方法： 上药以清水浸1宿，陈阿胶、鳖甲胶以黄酒浸1宿（烊化），莲肉、龙眼肉、胡桃肉捣碎，红枣去皮、去核。次日将浸药的水倾倒出，另放清水大火浓煎2小时，将药液滤出，倒入已备置的锅中，然后再放清水煎2小时，滤汁，去渣，将2次药液合并煎熬浓缩至1 000 mL，放入酒浸胶、金樱子膏、莲肉、桂圆肉、红

枣等物,文火收膏时放入另煎的人参汤,以扁形木棒不断搅拌,待熬到黏稠,滴水成珠状即成,置于罐内待冷却。

服法: 每日早晚各 1 汤匙,开水冲服。1 周后可增至一匙半。

忌宜: 服膏时忌食生萝卜、浓茶、咖啡,如遇感冒发热、大便溏薄或胃口不佳时,暂停数日,待病愈后再进服。

【按】 癥瘕积聚,瘀阻冲任,新血难安,乘经行之际而妄行,故经量较多;患者新产后体虚未复,气血不和,肾虚故见腰酸、足跟疼痛。全方以补益气血、填精益髓为主,亦取朱南孙教授经验方紫蛇消瘤断经汤之意,夏枯草平肝潜阳、软坚散结,仙鹤草、茜草根、山楂肉散瘀止血;桑寄生、海螵蛸配伍运用补肾收敛固涩,三棱、莪术活血化瘀。盖顽固之疾,只能缓图,却病为主,以冀体康正复。

案2. 方某,女,27 岁,已婚。2003 年 12 月 12 日(大雪后 7 天)。

女子以肝为先天,以血为用,情志不舒,郁积化热,平素带下绵绵,经前时有面部痤疮,便秘,夜寐欠安。去年体检 B 超检查发现数个子宫小肌瘤,脉细弦略数,舌暗偏红,舌苔薄白。证属肝旺肾虚,冲任气滞,以膏代煎,标本兼顾。

处方:

吉林人参 50 g	西洋参 50 g ^{上药另煎,收膏时兑入}	
潞党参 150 g	炙黄芪 150 g	细生地黄 150 g
女贞子 150 g	夏枯草 150 g	枸杞子 150 g
桑椹 150 g	金樱子 120 g	制黄精 150 g
甜苁蓉 150 g	山萸肉 120 g	细百合 120 g
柏子仁 120 g	全瓜蒌 150 g ^打	蒲公英 150 g
小青皮 60 g	菝葜 150 g	广郁金 120 g
合欢皮 120 g	黑穞豆 150 g	金银花 120 g
菟丝子 150 g	桑螵蛸 150 g	川续断 120 g
海螵蛸 150 g	厚杜仲 150 g	杭白芍 120 g
焦白术 90 g		

另:

陈阿胶 250 g	龟甲胶 250 g	白果 60 g
莲肉 150 g	红枣 150 g	黑芝麻 120 g
胡桃仁 150 g	桂圆肉 120 g	白蜜 250 g
冰糖 500 g	黄酒 500 mL	

熬膏方法: 上药以清水浸 1 宿,陈阿胶、龟甲胶以黄酒浸 1 宿(烊化),白果、

圆肉、莲肉、黑芝麻捣碎，红枣去皮、去核。次日将浸药的水倾倒出，另放清水，文火浓煎2小时，将药液滤出，倒入已备置的锅中，然后再放清水煎2小时，滤出，去渣，将2次药液合并煎熬浓缩至1 000 mL，放入酒浸胶、白果、桂圆肉、莲肉、黑芝麻、红枣等物，文火收膏时放入另煎的人参汤，以扁形木棒不断搅拌，待熬到黏稠，滴水成珠状即成，置于罐内待冷却。

服法： 每日早晚各1汤匙，开水冲服。1周后可增至一匙半。

忌宜： 服膏时忌食生萝卜、浓茶、咖啡，如遇感冒发热、大便溏薄或胃口不佳时，暂停数日，待病愈后再进服。

【按】 王清任在《医林改错·膈下逐瘀汤所治之症目》中说："气无形不能结块，结块者，必有形之血也。"患者已婚未育，且有子宫多发性小肌瘤，为胞宫瘀滞之象。方用党参、黄芪、生地黄补益正气；女贞子、枸杞子、山萸肉、桑椹、甜苁蓉、川续断、菟丝子补益肾气；夏枯草散结消癥；蒲公英清营分之瘀；瓜蒌润肠通便；合欢皮、郁金、青皮、百合疏肝解郁。全方共奏清肝益肾消癥之功效，以冀来年体健得复。